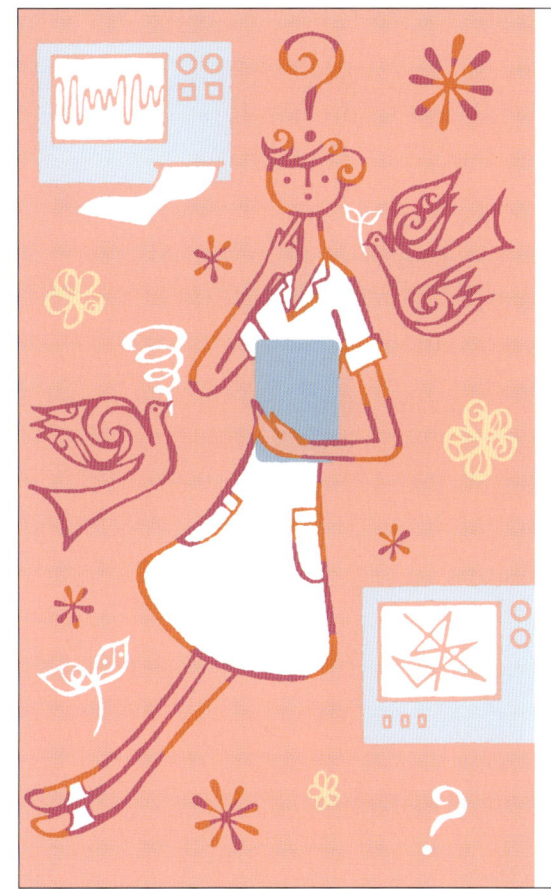

イラストで見る 医療機器 早わかりガイド

心電図モニタ・ペースメーカ・
人工呼吸器・輸液ポンプなど

小野哲章／廣瀬 稔＊著

秀潤社

アートディレクション　花本浩一＋永山浩司
カバーイラスト　　　　岡部哲郎
本文イラスト　　　　　小佐野 咲

はじめに

「読む，聞く，触る」が安全確保のかなめ

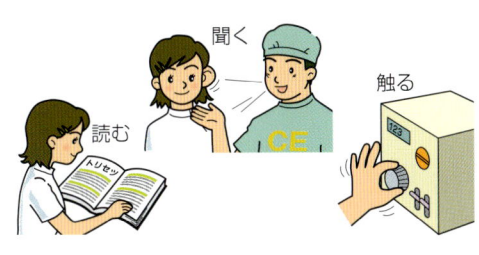

　ICU・CCU，手術室をはじめ，病室，検査室では，毎日さまざまな医療機器（ME機器）が患者の生命を支えています．医療従事者は，これらを「正しく安全に使用する」ことによって，患者の期待に応えなければなりません．そのためには，「取扱説明書をよく見て理解する」，そして「よくわかっている人に正しい使い方を聞く」，さらに，それらに基づいて「事前に実際に触って操作訓練を行う」ことが必要です．

　本書は2000年に発行され好評をいただいた『MEワンポイントアドバイス－イラストで見る医療機器とのつきあい方』を土台にして，扱う医療機器の範囲を拡大し，看護師，技師（士），医師などの医療従事者が，現場でポケットブック的に活用し，医療機器の安全使用に役立てていただくために編纂されたものです．この書をイントロとして「読む，聞く，触る」と進んでいただければ，必ずや患者の安全確保に寄与できるものと思います．ご活用ください．

2010年9月　小野 哲章・廣瀬 稔

C O N T E N T S

ME安全 (小野哲章)

- 人間は電気に弱い？　感電に注意！！ ……………………………………… 10
- アースはナースの味方です ………………………………………………… 12
- テーブルタップは3Pを ……………………………………………………… 14
- その手があぶない，ミクロショック ……………………………………… 16
- 静電気はイタズラぼーず …………………………………………………… 18
- 電気の使い過ぎに注意 ……………………………………………………… 20
- 緊急警告！　あなたのところの非常電源は大丈夫！？ ………………… 22
- 臨床工学技士をよろしく！！ ……………………………………………… 24
- 携帯電話にご用心？ ………………………………………………………… 26

心電図モニタ (小野哲章)

- ハムは正しく料理しよう …………………………………………………… 28
- ノイズいろいろ，花ざかり ………………………………………………… 30
- たかが電極，されど電極 …………………………………………………… 32
- モニタの心拍数はあてにならない？ ……………………………………… 34
- テレメータ早わかり ………………………………………………………… 36
- テレメータが泣いている …………………………………………………… 38

心電計・心電図モニタの新潮流 ……………………………………………………… 40
　　　「動きません！！」と電話をする前に ………………………………………………… 42

バイタルサインモニタ　　　　　　　　　　　　　　　　　　　　　　　（小野哲章・廣瀬 稔）

　　　体温は「抵抗」で測る？ ………………………………………………………………… 44
　　　耳よりな話，1秒で体温が測れる鼓膜温度計 ………………………………………… 46
　　　熱変化で拍出量を測る …………………………………………………………………… 48
　　　呼吸モニタのいろいろ …………………………………………………………………… 50
　　　チクリともしないでピタリとわかる …………………………………………………… 52
　　　小さな巨人・パルスオキシメータ ……………………………………………………… 54
　　　呼気ガスから $PaCO_2$ を予測する ……………………………………………………… 56

血圧計　　　　　　　　　　　　　　　　　　　　　　　　　　　　　　　　（小野哲章）

　　　間接法でどうして血圧がわかるの？ …………………………………………………… 58
　　　おっとご用心，血圧測定の落とし穴！！ ……………………………………………… 60
　　　電子血圧計いろいろ ……………………………………………………………………… 62
　　　観血式はちょっと複雑です ……………………………………………………………… 64

医用超音波機器 (小野哲章)

- 音でない音・超音波の不思議 ……………………………………………………… 66
- Bモードは輝いてる！！ ……………………………………………………………… 68
- 心臓はMモードと電子スキャンで ………………………………………………… 70
- ドプラは速度測定の"合い言葉" …………………………………………………… 72

CT (小野哲章)

- X線CTは"方程式"で絵を描く？？ ………………………………………………… 74
- 磁気でも絵が描ける？　MRI ……………………………………………………… 76
- MRIの強力磁石パニック …………………………………………………………… 78
- ペットもいるよ，CTいろいろ ……………………………………………………… 80

除細動器 (小野哲章)

- ブルブル心臓にはドカン1発がよく効く ………………………………………… 82
- AEDは誰でも使える除細動器 ……………………………………………………… 84
- おっと，その手ちょっと待った！！ ……………………………………………… 86

ペースメーカ　　　　　　　　　　　　　　　　　　　　　　　　　　　　（小野哲章）

- ペースメーカは産地直送宅配便 …………………………………………… 88
- 百花繚乱，どれを選べばいいのかな？ ……………………………………… 90
  （ひゃっかりょうらん）
- ペースメーカ・アラカルト …………………………………………………… 92
- ツマミの意味はわかっているかな？ ………………………………………… 94
- 電磁波障害・内患外憂，こんな影響知ってるかな？ ……………………… 96

人工呼吸器　　　　　　　　　　　　　　　　　　　　　　　　　　　　（廣瀬 稔）

- 換気の仕組みを理解しよう …………………………………………………… 98
- 呼吸回路はガスの通り道，リークにご用心 ……………………………… 100
- 迅速な対応で換気を維持しよう …………………………………………… 102

酸素濃縮器　　　　　　　　　　　　　　　　　　　　　　　　　　　　（廣瀬 稔）

- 空気から高濃度酸素をつくる ……………………………………………… 104

呼吸関連機器・設備 (廣瀬 稔)

赤ちゃんの環境を維持する保育器……………………………………………… 106
医療ガスはどのように送られるの？…………………………………………… 108
ボンベの取扱いは慎重に！！…………………………………………………… 110
痛くない手術と換気を維持する麻酔器………………………………………… 112

輸液ポンプ (廣瀬 稔)

微量でも安定に投与できる輸液ポンプ………………………………………… 114
センサとチューブの正しい装着が肝腎………………………………………… 116
サイフォニングとボーラス量に注意！！……………………………………… 118

IABP (小野哲章)

IABPってなんだろー？ ………………………………………………………… 120
恐いのはタイミングミスとバルーン破裂……………………………………… 122

電気メス (小野哲章)

　　　　電気メスは焼きゴテではありません！！ ……………………………………… 124
　　　　切開と凝固はメカニズムが違います ……………………………………… 126
　　　　廃品回収には大きなリヤカーが必要です ………………………………… 128
　　　　"不良"と"ワキミチ"がヤケドのモト ……………………………………… 130
　　　　フローティング形が安全 …………………………………………………… 132
　　　　電気メスで輸液ポンプが狂った？ ………………………………………… 134
　　　　"殺人光線"の平和利用，"レーザメス" …………………………………… 136
　　　　"超音波メス"は"豆腐製造器"？ …………………………………………… 138
　　　　まだまだ続々登場，MEメス ……………………………………………… 140

新しい医療技術 (小野哲章・廣瀬 稔)

　　　　細いカテーテルで心臓を救う ……………………………………………… 142
　　　　体の外から体内を診る ……………………………………………………… 144
　　　　マジックハンドで手術ができる …………………………………………… 146
　　　　アトム腕とスーパーマン足が支える未来の医療と介護 ………………… 148

　索引 ………………………………………………………………………………… 150

ME安全

人間は電気に弱い？　感電に注意！！

● 人体は電気で動いている？

人体の主成分は NaCl 溶液である．電気が流れやすい．しかも，神経系，筋系では電気が情報伝達と運動に重要な役割を果たしている．

細胞は興奮すると活動電位という 0.1V くらいのパルス電圧を発生する．神経細胞では，この活動電位が次々発生して情報を伝達している．筋肉は神経繊維を伝わってきたパルス刺激で収縮する．いわば，人体は電気で動いているのだ．

● 人体は感電しやすい

電流が流れ込むと，神経系が反応する．さらに筋系も反応する．手や足にたった 1mA でも流れるとビリビリ感電する．10mA 以上流れると，電線を握った手が離れなくなる．さらに 100mA 以上流れると，心臓が細動を起こして死に至る．

なお，人体は 1kHz 以上の高周波には感じにくくなる．

● 恐ろしいミクロショック

現代の医療では，心臓内に電極やカテーテルを入れることが多くなっている．心臓に直接電流が流れ込むと，実に 0.1mA という微小電流で心室細動が誘発されてしまう．心臓直撃の感電をミクロショックと呼ぶ．これに対して，体表に流れて起こる感電はマクロショックと呼ばれる．

● 感電対策

ME 機器には，厳しい安全基準があるが，絶縁とアースが決め手である．漏れ電流の大きさによって心臓に適用できる CF 形と，体表だけに適用する B 形，BF 形が規定されている．

チェックポイント
- 微小電流 1mA で感電する
- 感電死は心室細動が原因
- 体表感電はマクロショック
- 感じない電流でミクロショック

●マクロショックの人体反応

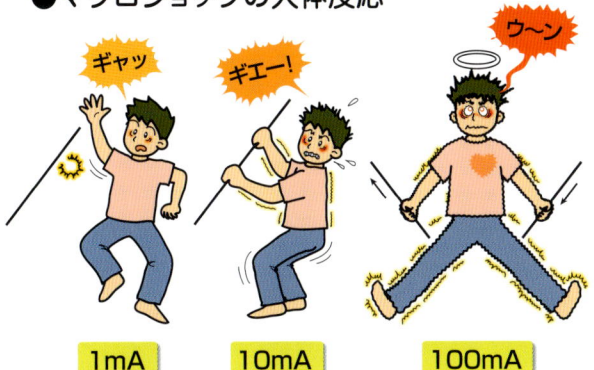

●心臓直撃ミクロショックで心室細動

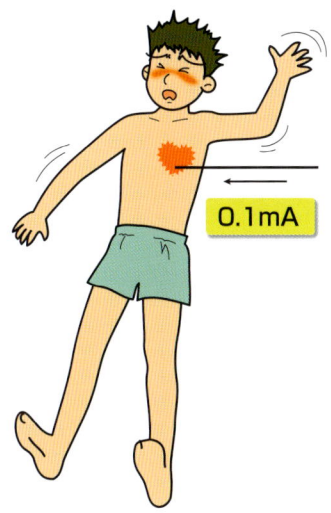

●体表にはB形・BF形を

漏れは0.1mA以下

●心臓にはCF形を

漏れは0.01mA以下

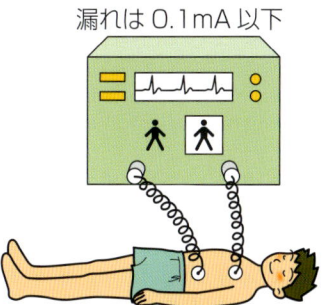

表　マクロショックの人体反応
(商用交流を1秒間通電で)

電流値 (1秒間通電)	反応や影響
1mA	ビリビリ感じはじめる(最小感知電流)
10mA	持続した筋肉の収縮が起こり、手が離れなくなる(離脱限界電流)
100mA	心室細動が発生する(心室細動誘発電流)
6A以上	心筋の強直，呼吸麻痺，火傷などが発生する

B：Body(体表)
C：Cardiac(心臓)
F：Floating
　(浮いている：大地に接触していないことを意味する)

> ME安全

アースはナースの味方です

● 電気ショックとアース

　電気に触れるとビリッと感じる．感電である．電気で動いている機器を扱うとき，感電の危険は常にある．ME機器とて例外ではない．感電の原因は機器からの「漏電（電気が漏れること）」である．

　さて，機器はどんなものでも，古くなったり故障したりすれば漏電する．そのために患者に事故が起こることもあり得る．

　では，座して感電を待つか．いや，一歩先んじて予防手段を講じておけばよい．漏電してきた電気を，安全に逃がしてやる道をつくっておけばよい．そこで，機器の金属ケースを地球に電線で結ぶと，漏れてきた電気（漏れ電流という）は人体には流れずに地球（すなわちアース，earth）に全部逃げてくれる．これがアースの役目である．

● アースのとりかた

　ME機器の電源プラグは，ほとんど3本足のいわゆる「3Pプラグ」である．3Pプラグのピンの太くて長い丸棒がME機器のアース端子になっている．壁面電源コンセントが3穴の「3Pコンセント」ならば，大きくて半円形の穴は，地球に電線でつながれていて，それが壁面アース端子になっている．であるから，3Pプラグを3Pコンセントに差し込めば，「自動的に」アースがとれる．病院でも，事務関係部署には2つ穴の2Pコンセントがあるが，これにME機器をつなげてはいけない．

チェックポイント
- アースは漏れ電流の逃げ道
- 3Pプラグ機器は3Pコンセントに
- ベッドアースなどには単線のアース線を
- アースは患者の命綱！

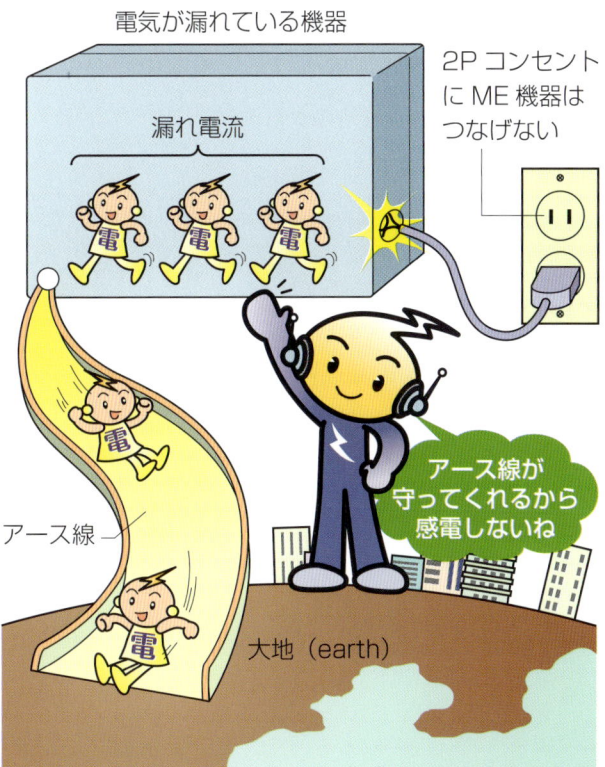
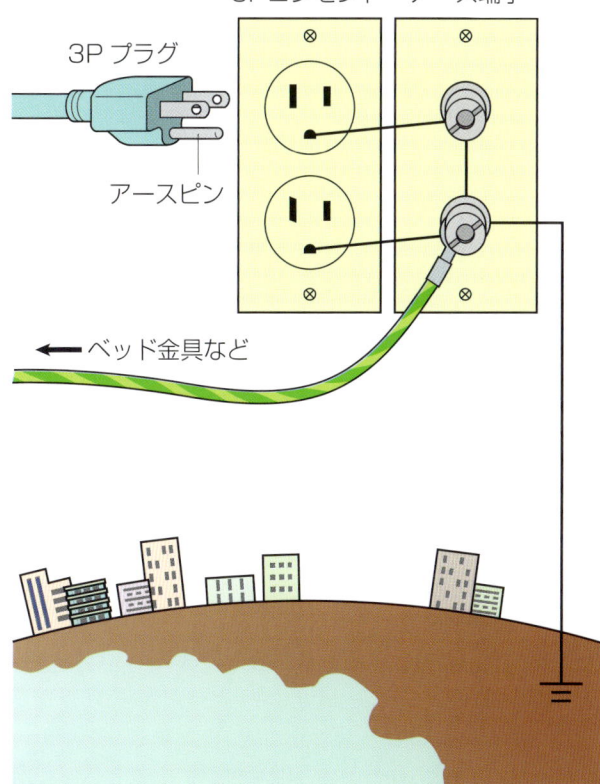

> ME安全

テーブルタップは 3P を

●テーブルタップ

　最近は一人の患者に数台の ME 機器を同時に使うことが多くなってきている．そんなときに使いたくなるのがテーブルタップである．一般家庭では，穴が 2 つの 2P テーブルタップが使われるが，病院では，ME 機器はすべて 3P プラグなので，テーブルタップも 3P のものを使わなければならない．

　医療用に開発された 3P テーブルタップが望ましいが，手に入りにくいときはパソコン用のいわゆる OA タップと呼ばれる 3P テーブルタップを使う．この場合，この 3P テーブルタップにつながった電源プラグも 3P のものでなければならない．

●抜け止めタップ

　人工呼吸器のような生命維持装置の電源コードは，誰かが足で引っ掛けたりして抜けてしまったら大事故につながる．このような機器は，「抜け止め式」のコンセントやテーブルタップに接続するとよい．電源プラグを差し込んで右に回す（捻る）と，中の刃に噛み合って外れなくなる．ただし，足を引っ掛けると，プラグは抜けない分，機器が引っ張られて倒れる危険性があるので注意しなければならない．

●3P・2P 変換コネクタ

　2P コンセントしかない環境で 3P プラグ付の ME 機器を使うべきではないが，在宅医療などで一般家庭で ME 機器を使う場合がある．このような場合，3P プラグを 2P コンセントに差し込めるようにする道具が「3P・2P 変換コネクタ」である．この変換コネクタの横から出ている短い，緑または黒の線が，機器のアース端子につながっているので，これを壁のアース端子に接続しなければならない．一般家庭のように壁のアース端子がない場合は，延長して水道栓などに接続する．

チェックポイント
- ●テーブルタップは 3P タップを
- ●重要機器は抜け止めタップに接続
- ●3P・2P 変換コネクタは抜けやすい
- ●変換コネクタのアース線はアース端子へ

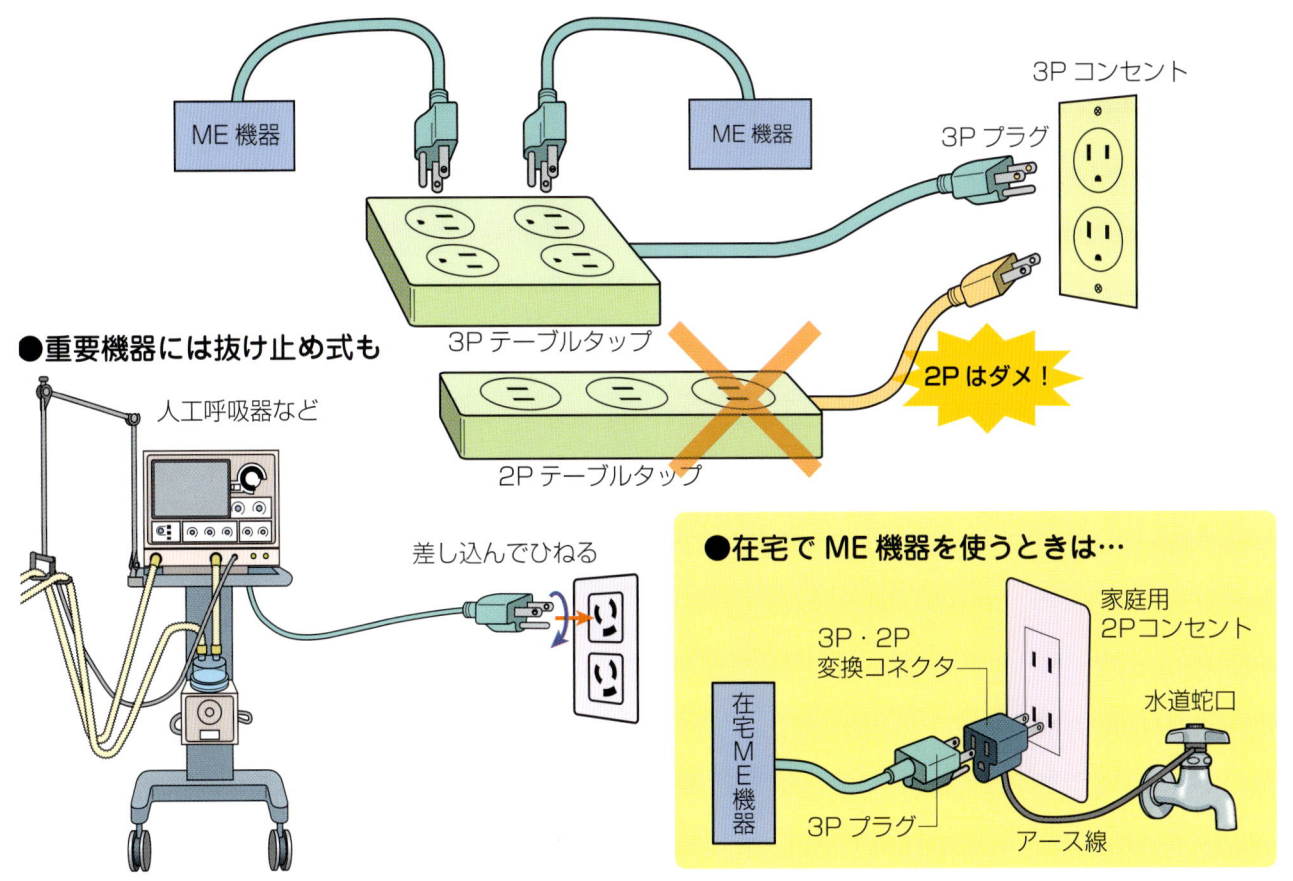

ME安全

その手があぶない，ミクロショック

●ミクロショックとは

　私たちが漏電している機器に触れた場合，1mAでもビリビリッと感じる．でも，このくらいでは死ぬことはない．しかし，もし心臓に直接流れると，0.1mAでも"心室細動"が発生し，数分で死に至る．

　この恐ろしい電気ショックを，普通の電気ショックと区別して"ミクロショック"と呼んでいる．ミクロショックの可能性のある検査や治療としては，心内心電図計測，心臓カテーテル検査，右房圧モニタリング，熱希釈心拍出量計測，体外式ペースメーキングなどがある．

●心臓は CF 形がお好き

　このような「心臓直接適用機器」には，厳しい安全基準が課せられ，漏れ電流は 0.01mA（10μA）以下にしなければならないことになっている．

　このような機器の装着部（患者につける部分）は CF 形（C は cardiac "心臓"を意味しており，F は floating「危険な電圧から浮いている」を意味している）といい，「心臓マーク」が付いている．心臓に直接アプローチする検査，治療には CF 形装着部の機器を使うべきである．

●その手があぶない

　さて，CF 形装着部の機器を使っても，カテーテルや心内電極の体外露出部分を素手で触ると，患者の心臓が触った人を通じてアースされることになって，他からの漏れ電流が心臓を流れて……．

　ゴム手袋を使うべきである．ご用心……．

チェックポイント
- ●心臓は電気に弱い！
- ●ミクロショックで心室細動
- ●心臓には CF 形を
- ●カテーテルには素手で触るな！

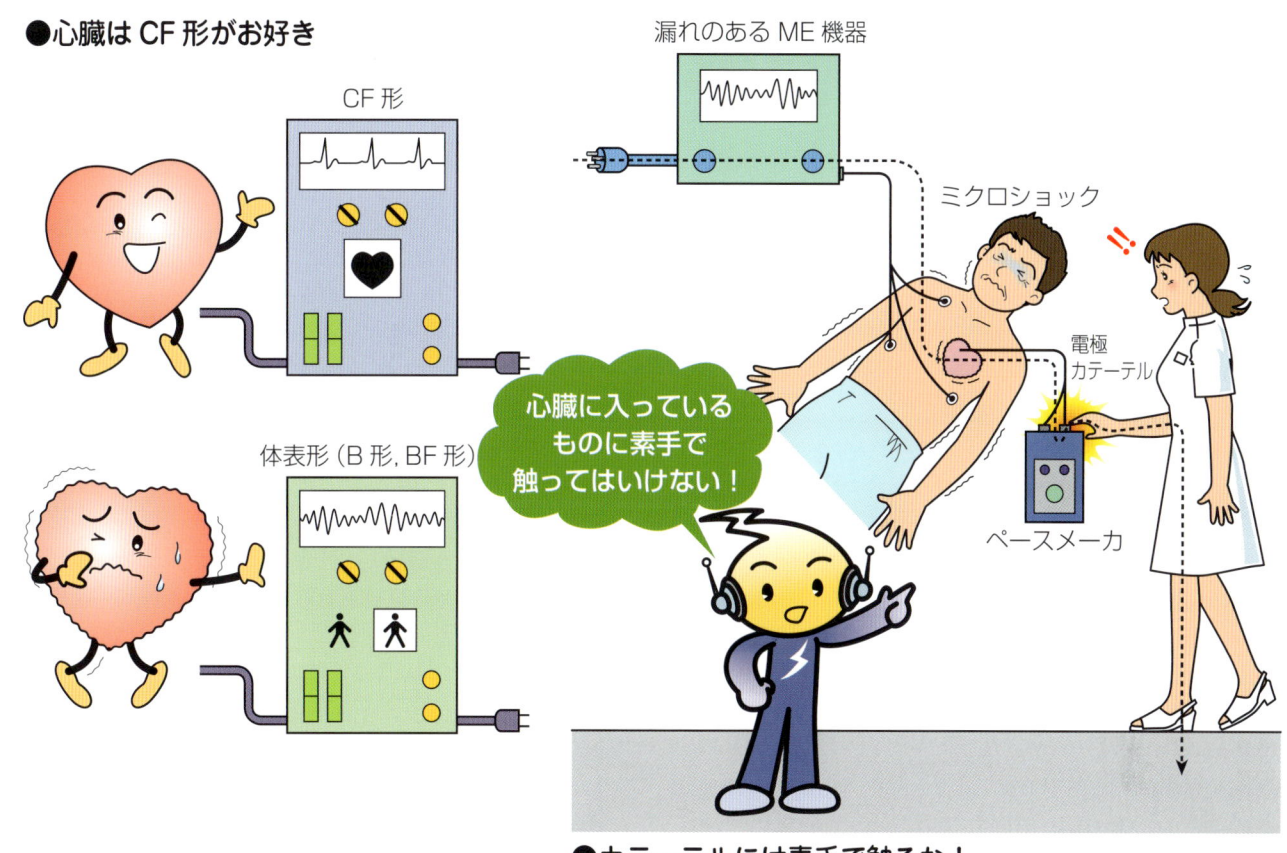

> ME安全

静電気はイタズラぼーず

● 静電気はおとなしいか

　動いている電気（電流）に対して，あるところにたまって止まっている電気を静電気という．止まっているからオトナシイかというととんでもない，ずいぶんのイタズラ屋である．しかも，なだめるのも容易でないヤッカイ者である．

● 静電気のイタズラ

　その代表的なイタズラは4つである．
①爆発
　引火性（麻酔）ガスや高濃度酸素の雰囲気中では，爆発・火災を引き起こす．
②雑音
　静電気を帯びた人がそばを通ると，心電図モニタの波形が上下に大きく揺れる．
③誤動作
　コンピュータが内蔵された検査機器やME機器に「パチッ」と放電すると，「私はダーレ，ここはドーコ」になることがある．
④感電
　乾燥した時期には，よく「ピシッ」とくる．ほとんど無害だが，心臓に入っている電極部への「ピシッ」はミクロショックを起こす可能性がある．ご用心．

● 静電気対策

　対策としては，帯電防止（着衣の工夫），アース（逃がす道），加湿器の使用などがあるが，なかなか一筋縄ではいかないヒネ者である．

チェックポイント

● 帯電したら……
- 手のひら全体から逃がせ
- 計測器に触れる前に逃がせ
- 患者に触れる前にベッド金具を握れ
- ペースメーカ操作の前には必ず逃がせ

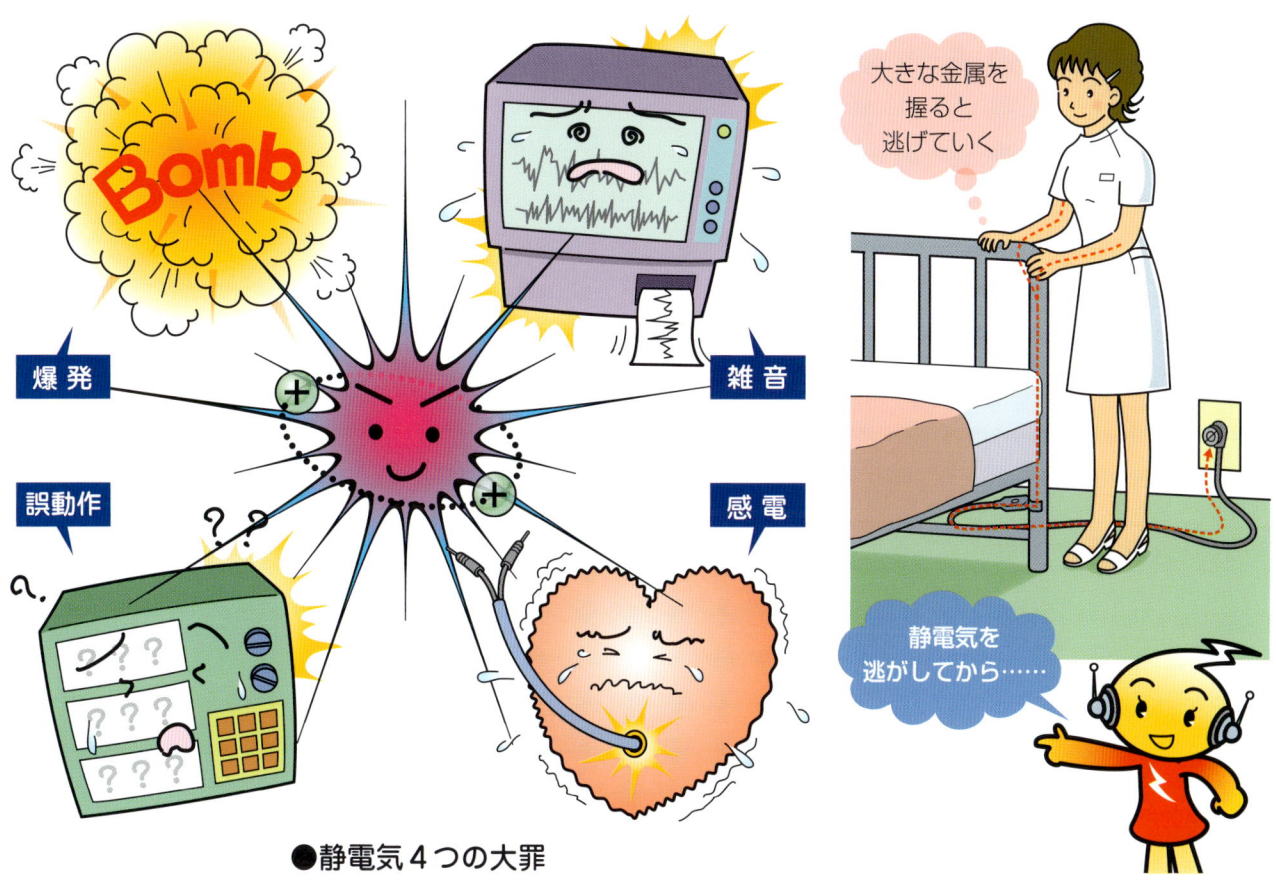

●静電気４つの大罪

> ME安全

電気の使い過ぎに注意

● 停電はME機器の大敵

　ICU・CCUや手術室では，さまざまな重要なME機器が患者の生命を支えている．特に，人工呼吸器，人工心肺などの生体機能補助代行装置は一瞬たりとも停止が許されない．これらの機器は停電時にも動き続けるように，非常電源コンセントに差し込んで使用する必要がある．

● 使い過ぎると停電になる

　一方，電気を使い過ぎると，その部屋のブレーカやヒューズが飛んでしまう．このときには非常電源は作動しない．一般に，1つのコンセントから取れる電流は15A（アンペア）までである．電力で言うと1500W（15A × 100V）（ワット）（ボルト）までである．テーブルタップを使ったタコ足配線は使い過ぎのもとである．
　取扱説明書や機器の裏側に消費電力がW（ワット）かVA（ボルト・アンペア）で書かれているので，これらを全部足して，その部屋の電力容量を超えないように機器の使用台数を制限しなければならない．

● ブレーカを飛ばしたら

　不幸にもブレーカやヒューズを飛ばしてしまったら，すぐに病院内の電気室に連絡し，専門家に来てもらって復帰処置をしてもらう．このとき，重要でない機器はコンセントから引き抜かないと，またブレーカが落ちる．日ごろからの訓練が重要である．

● 使い過ぎアラーム

　コンセントの使い過ぎを監視して，「電気の使い過ぎです．まもなく電気が切れます．必要でないコードを抜いてください！」と叫ぶ使い過ぎアラームも開発されている．

チェックポイント
- 重要機器は非常電源コンセントへ
- テーブルタップの多用は事故のもと
- 総使用電力と部屋の電力容量の確認
- ブレーカ復帰の手順を明文化

● タコ足配線は停電のもと！

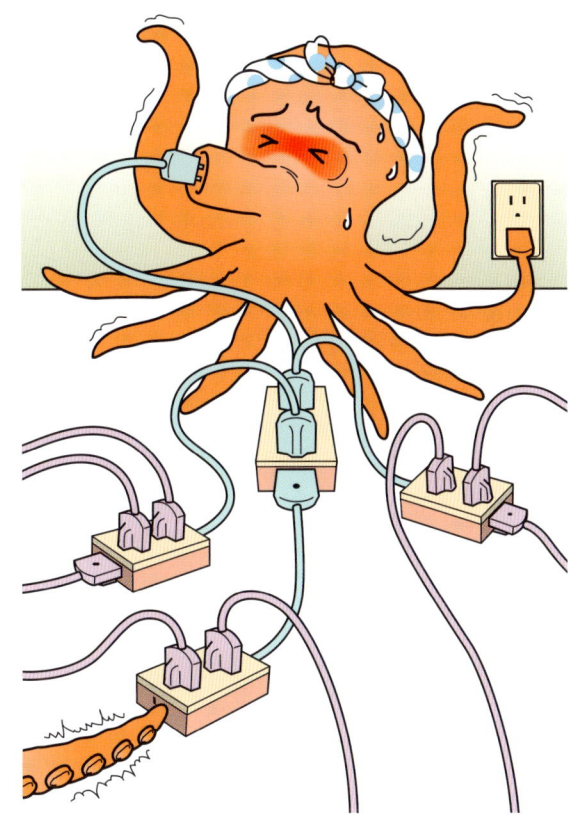

● 電源のブレーカ

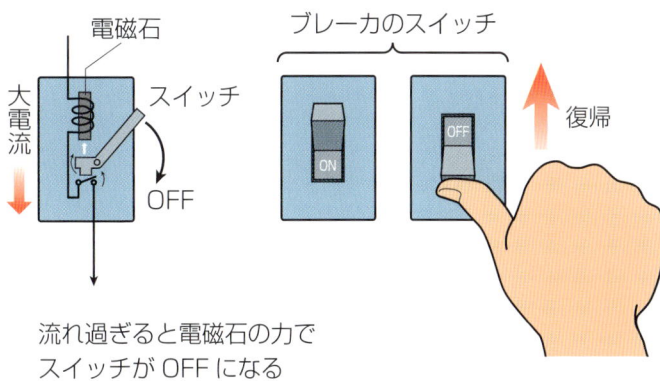

流れ過ぎると電磁石の力で
スイッチが OFF になる

● 使い過ぎアラーム

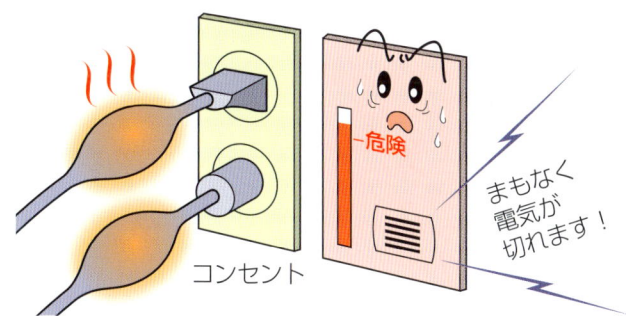

ME安全

緊急警告！　あなたのところの非常電源は大丈夫！？

　最近，台風や地震でライフラインが遮断されることが多くなっている．特に，電気は病院にとって必要不可欠な重要なインフラである．外部電源が停止した時，頼りになるのが，病院に備えられた「非常電源」である．

● 非常電源とは

　電力会社から供給される電源（商用電源）が停止（停電）したとき，自動的に動き電気を供給してくれる自家用電源のことで，「40秒で動き出す一般非常電源」，「10秒で動き出す特別非常電源」および「停電時も連続的に電源を供給できる無停電非常電源」の3種類がある．一般／特別非常電源は10時間以上運転できる自家用発電機で，無停電非常電源は，10分以上運転できるUPSと一般／特別非常電源からなっている．

● UPSとは

　UPSは"Uninterruptible Power Supply"の略号であるが，常時バッテリー（蓄電池）に電気を貯めておいて，停電を検知すると，バッテリーから交流100 Vを作って専用コンセントに供給するもので「無停電電源装置」と呼ばれる．

● コンセントの色を確認！

　普通の電源コンセントは「白色」であるが，「一般／特別非常電源は赤色」，「無停電非常電源は緑色」と決められて識別されている．医療にとって非常に重要な機器を接続するためのもので，なんでもかんでも差し込んでいないか，今一度点検すること．なお，非常電源にもブレーカがついており，使い過ぎるとそのコンセントが停電になってしまうので，たこ足配線はご法度！

チェックポイント
- Ⓗや●は病院用のコンセントの印
- 懐中電灯の整備を忘れずに
- バッテリー内蔵機器が安心
- 使い過ぎ停電時には非常電源は作動しない

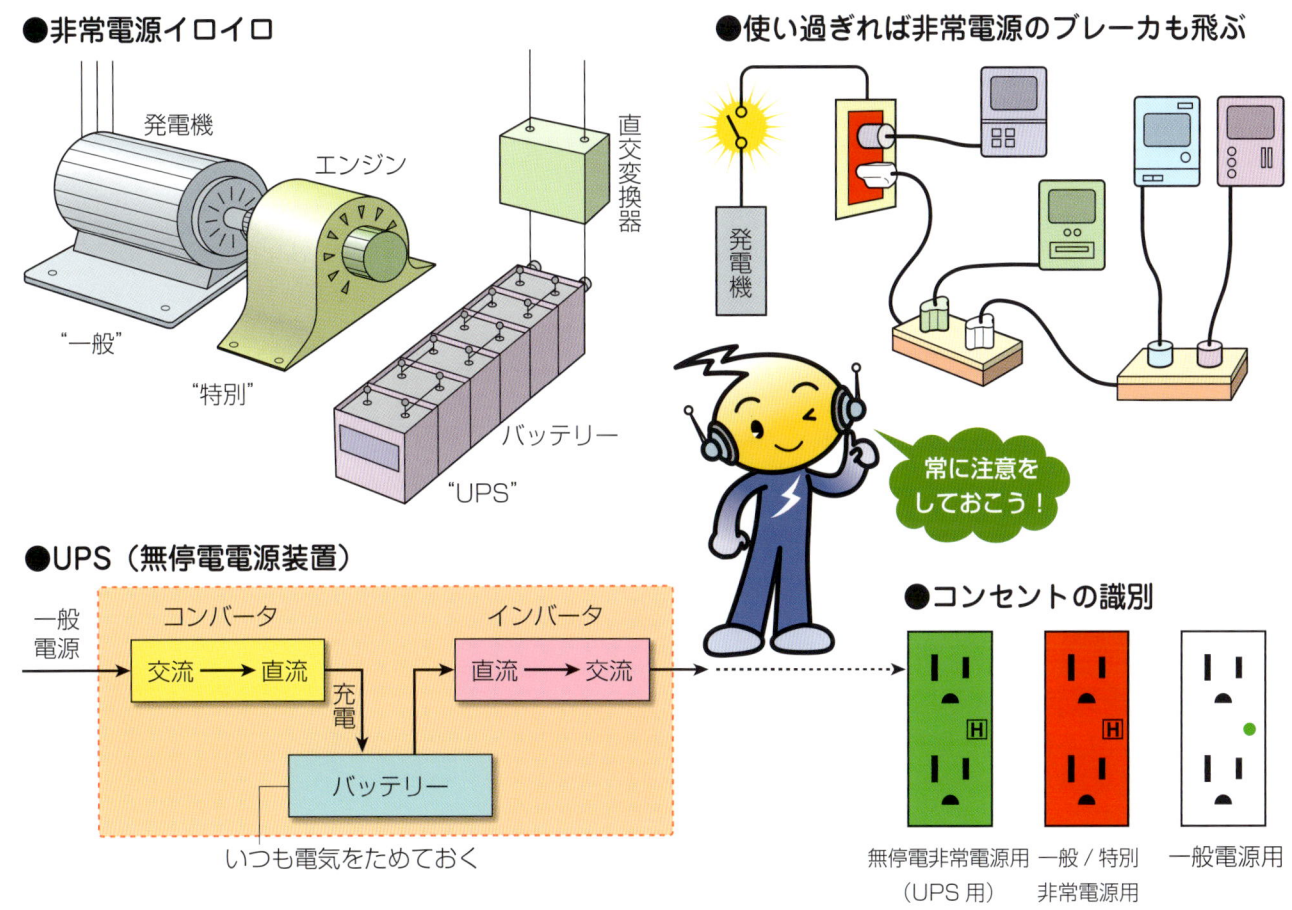

> ME安全

臨床工学技士をよろしく！！

「臨床工学技士」とは1988年に制度化された医療国家資格である．さて，どんな職種なのかな．

●「臨床工学」ってなに？

クリニカル・エンジニアリング（Clinical Engineering，CEと略される）の日本語訳で「臨床に直接役に立つME」という意味．

●何をする人？

「呼吸・循環・代謝」に関係した「生命維持管理装置」を操作・保守管理する人．

●生命維持管理装置ってなに？

人工呼吸器，人工心肺，人工透析器，IABP，ペースメーカ，除細動器などの生体機能補助代行装置とそれらの運転に必要な各種モニタ・周辺装置のこと．

●点検・修理屋さんなの？

機械に強いので，生命維持管理装置はもちろんICU機器やオペ室機器などの調整・トラブル処理・定期点検・簡単な修理・メーカとの橋渡しもやってくれる強〜い味方．ME勉強会の講師もしてくれるハズ．だから「院内MEセミナ」を開催してもらおう．

なお，法的に設置が義務付けられている医療機器安全管理責任者には，臨床工学技士が適任である．

チェックポイント
- 「CE技士」と呼ぼう
- チーム医療の一員に
- 互いに補完的協力を
- ME点検はドンドン頼もう

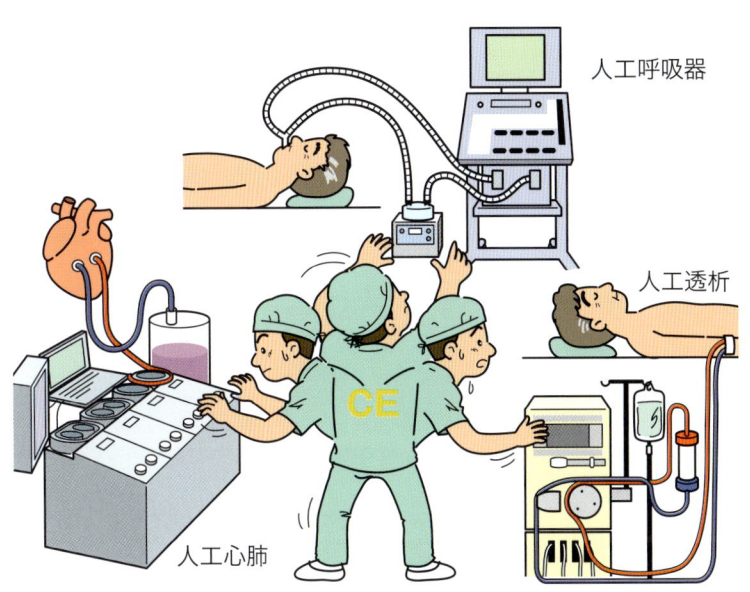

●臨床工学技士の仕事は生命維持管理装置の操作と保守点検

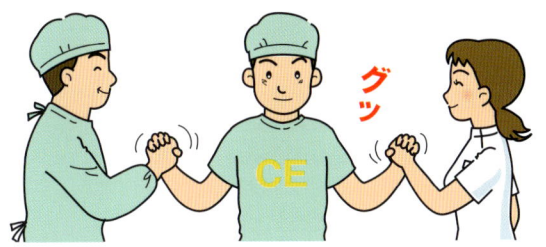

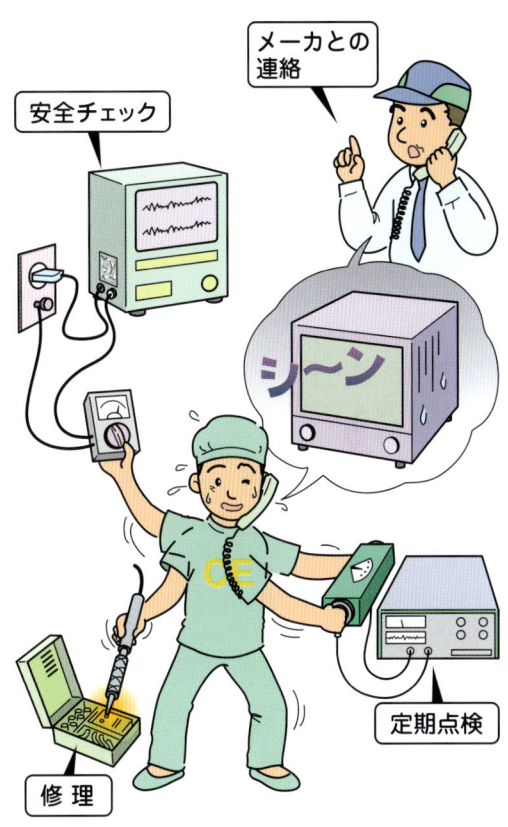

●こんなことも CE 技士の仕事です

ME安全

携帯電話にご用心？

● ケイタイで人工呼吸器が止まった

見舞客が来るたびに，人工呼吸器がピーピーとアラームを発し，停止してしまうことがあったそうだ．家族が，患者に孫の声を携帯電話で聞かせるたびに．

● ペースメーカ患者への注意

旧型のや植込み型除細動は誤作動することがあるが，最近の機種はほとんど大丈夫である．ただし，携帯式ペースメーカ使用中の患者には使わせないほうがよい．

● ME機器のそばでは使わない

緊急時以外はME機器を使っている患者のそばでは携帯電話を使わないほうがよい．使う場合も1m以上離れて使う．ME機器の上に置き忘れるとME機器が思わぬ誤動作をすることがある．

● 病院にはノイズ（雑音電波）がいっぱい

携帯電話以外にも電波を使ったME機器は多い．電気メス，ハイパーサーミア，超短波治療器．これらからのノイズで次のような誤動作が起こることも．
・モニタ：波形消失，心拍数異常．
・検体検査：異常値，データ消失．
・輸液ポンプ：停止，急速注入．
・人工呼吸器：設定値変化．

チェックポイント
● 接触させると機器は誤動作する
● 患者につけない状態で試験をする
● 患者の側ではスイッチを切る
● 使ってよい場所を指定する

●携帯電話が人工呼吸器を止める！？

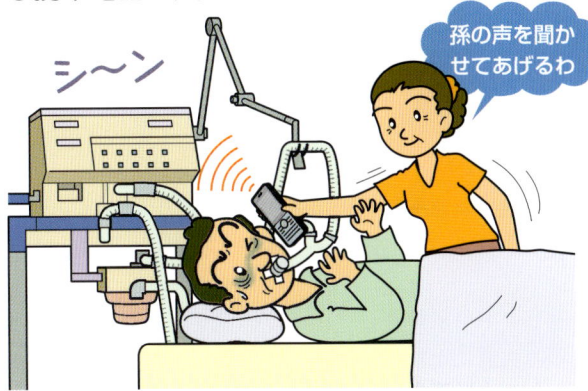

●ME機器の上に携帯電話を置き忘れてはいけない

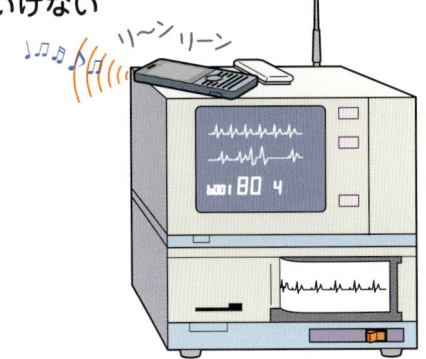

●病院には雑音電波がいっぱい

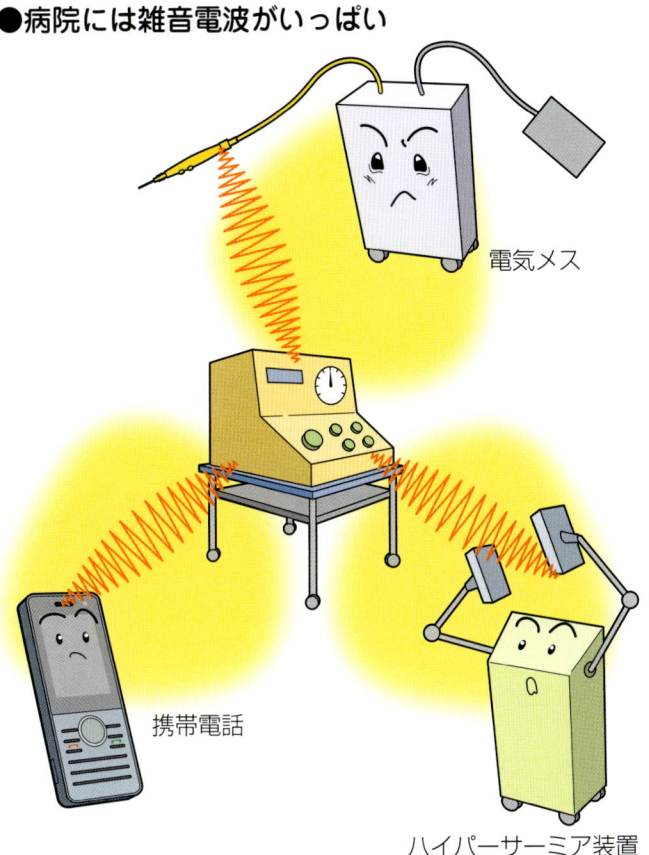

心電図モニタ

ハムは正しく料理しよう

● ハムって何ですか
　心電図をとるとき，基線に乗る細かい規則正しい波のこと．「ブーンと鳴る音」というのが「ハム (hum)」の意味．電灯線の商用交流電源 (100V，50～60Hz) が乗り移ったものである．

● どこから乗り移るの
・ME機器の電源コード，冷蔵庫・電気スタンドの電源コード，電気の来ているコードならどこからでも乗り移ってくる．
・心電計はもちろん，血圧計や呼吸モニタなどからスルスルと漏れ出てくる．
・そばにモータなどの交流磁界 (強さの変化する磁石) があると，心電計・モニタの誘導コード内に交流の子供が産まれる．

● ハム退治
①すべての機器にアースを
　アースは，機器からの余分な交流 (ハムの元) を地球に逃してくれる (3Pプラグは3Pコンセントに差し込めば"自動的に"アースがとれる)．
②電源コードを患者に近づけない
　不要なコードはコンセントから抜く (スイッチを切るだけではダメ)．
③誘導コードを拡げない
　磁界の誘導によってハムの子供が産まれる．誘導コードはなるべく束ねて使う．
④よい電極をしっかり装着する
　カラカラに乾燥した電極や浮き上がりの電極はハムの餌食になりやすい．

チェックポイント
● 交流は乗り移る
● ハムは交流障害のこと
●「アース」は天才ハム料理人
● 電源コードはハムの宅急便

● ハムの流入経路

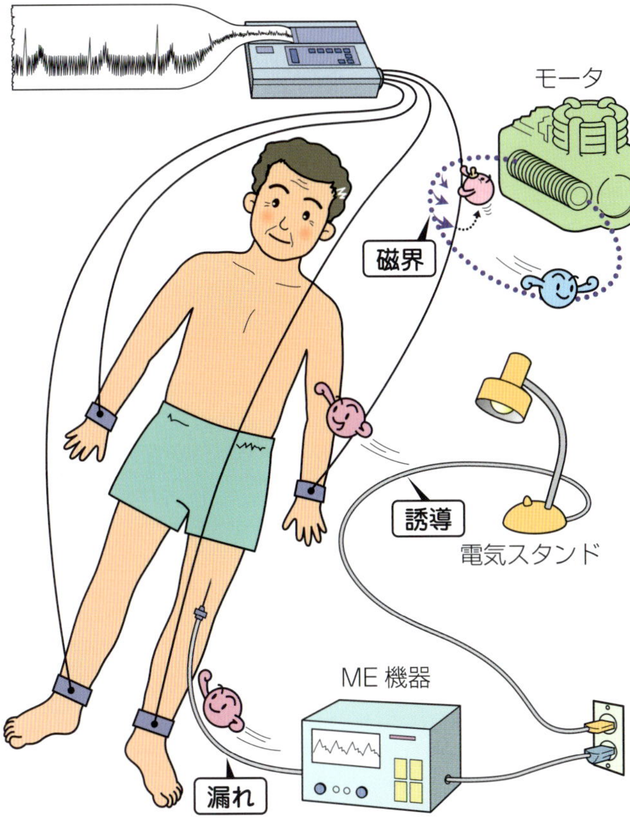

● ハム混入時のチェックポイント

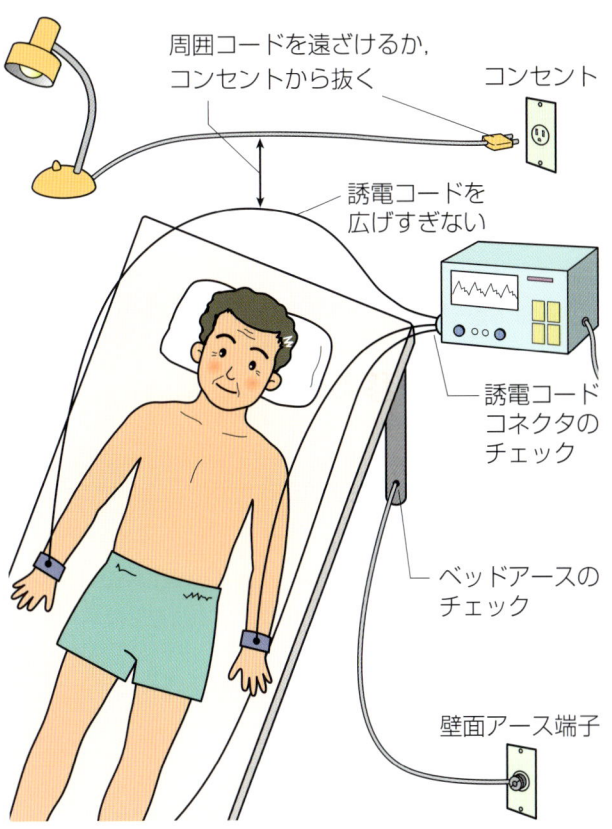

心電図モニタ

ノイズいろいろ，花ざかり……

　心電図に混入し，皆さんを悩ませるノイズ（雑音）は，ハムばかりではない．

　フラフラ，ギザギザ，トビトビと，いやはやにぎやか．コイツらを手なずけてこそ，エキスパート．それぞれの原因と征服法をマスターしよう．

● フラフラ心電図（基線動揺）

　呼吸運動に従って電極が動いてしまうのがその原因．12誘導心電図検査なら一時的に息を止めてもらう．モニタでは，動かない所に電極を貼る．

　静電気が原因でフラフラと動くこともある（その対策は18ページ参照）．

● ギザギザ心電図（筋電図混入）

　緊張，寒さ，痛みなどで筋肉が収縮して筋電図が発生すると，これが電極から混入してくる．リラックスさせたり，温めたりする．痛みのある筋肉からは電極を遠ざける．

● トビトビ心電図（スケールアウト）

　金属どうしの接触不良は接触電圧を発生する．リード端子と電極との接触，コネクタの接触を調べる．リード線の断線でも起こる．

● その他のノイズ

　強力な高周波発振器である電気メスやハイパーサーミアなどからは大きなノイズが混入することがある．これらの機器を近づけないようにする．

チェックポイント
- 電極は動かない部分に貼ること
- 静電気も基線動揺の原因になる
- 手足の誘導はその付け根でも同じこと
- トビトビ心電図ならリード線点検

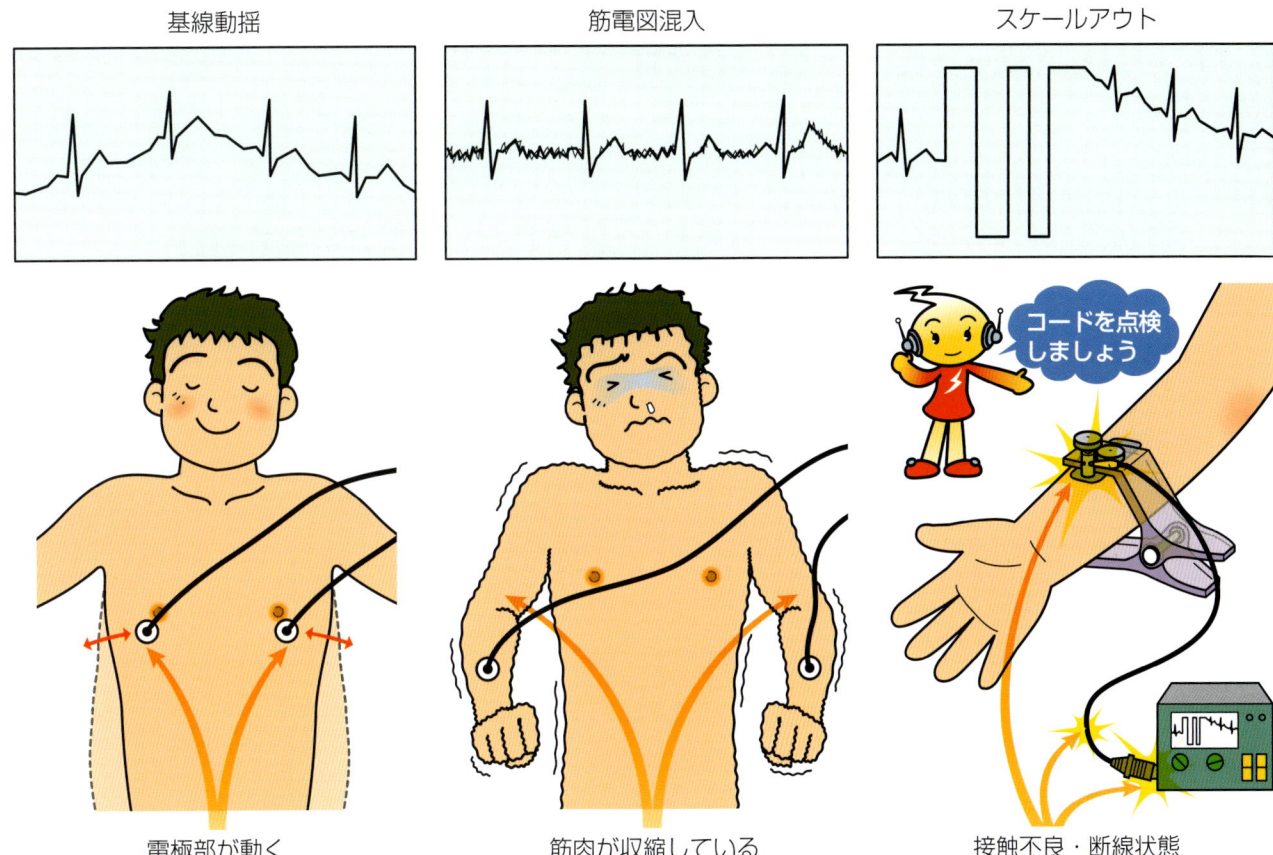

心電図モニタ
たかが電極，されど電極

● ディスポ電極適材適所
ディスポ電極は，金属などでできた電極導体部，皮膚抵抗を下げるために食塩などを含んだペースト部，および皮膚に貼りつけるための粘着部という3つの要素からなる．
① 高価だが金属部が銀塩化銀（Ag/AgCl）でできたものは基線がフラフラしない．ステンレス電極は安いが，不安定．
② 基盤が多孔性のサージカルテープや和紙でできたものがよい．
③ 電極部もリード線も炭素繊維でできた炭素電極は，X線に写らない．胸部誘導の心電図を観測しながら，心臓のX線透視をすることができる．
④ 電極金属が同じ種類の電極を使う．異種電極を混用すると不安定波形になる．

● 電極貼付けの作法
① ペースト部が乾燥していないが確かめる．
② 貼付部の皮膚の脂は乾いたガーゼやアルコール綿でこすりとる．
③ しっかり固定する．

● 電極ペーストが乾燥すると……
皮膚は電気を通しにくい．ペーストにはこれを改善する役目がある．しかし，ペーストが乾燥すると，その役目をしないばかりか，かえって通しにくさを倍加させてしまう．

ケースから取り出したまま放置された電極や，数年前に買った古い電極などは使わないこと．はがれかかった電極や，長時間使用している電極なども要注意．なお，カラカラ電極はハム混入のもとである．

チェックポイント
● 高い電極はよい電極
● 乾いた皮膚はよくこすってから
● 電極はすべて同じ種類のものを
● PTCA・PTCR には炭素電極を

● ディスポ電極の構造

- ビニール
- フォーム
- サージカルテープ
- ステンレス
- Ag/AgCl（銀塩化銀）
- 炭素

粘着基盤　電極金属

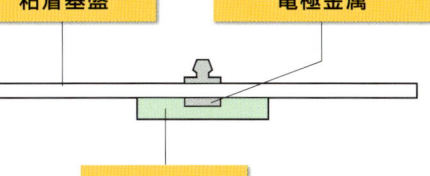

ペースト部
- 電導性高分子材

● ディスポ電極の使い方のコツ

乾燥していないこと

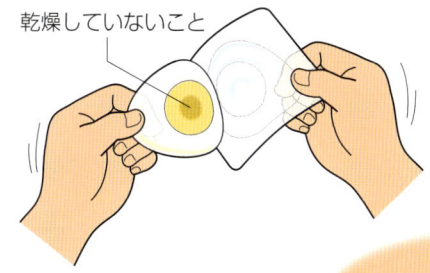

よくこすって

乾いたガーゼ

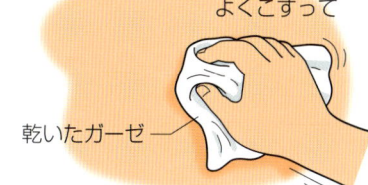

しっかり貼る　テープで固定

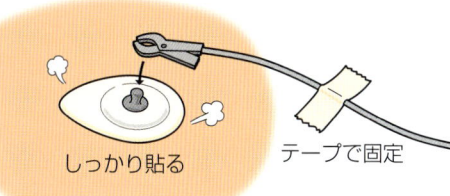

● X線写真に写らない炭素電極

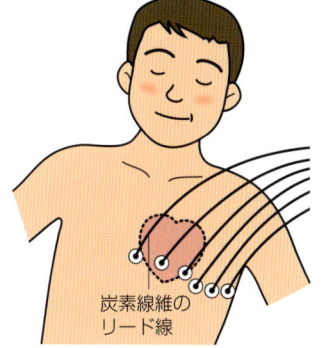

炭素線維のリード線

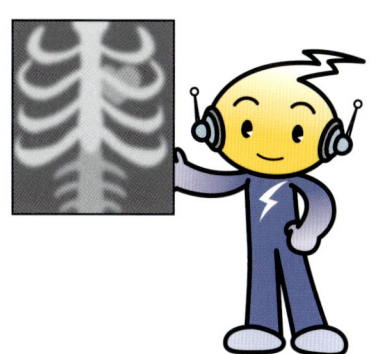

心電図モニタ

モニタの心拍数はあてにならない？

● 心拍メータの仕組み

心拍メータ（ハートレートメータ）は連続した心電図のR波と次のR波の間の時間（周期という）を測って，60秒間にその周期がいくつあるかで心拍数をカウントしている．

数周期を平均して出すものもある．R波の検出がうまくいかないと誤差になる．

● 真値の2倍の場合

高すぎるT波，ペースメーカ心電図（ペーシング中の心電図）などでR波のような波形が1心拍中にもう1つある場合は，2倍を表示することがある．誘導の位置を変更するとよくなることがある．

● すこし少ない場合

不整脈や期外収縮でR波の高さが不規則に変わると，小さいほうのR波を読み飛ばしてしまうことがある．2段脈のときは心拍数は半分の値を表示しやすい．

● ゼロを示す場合

R波の大きさが極端に小さかったり，R波の幅が広過ぎると，R波と認識できなくなってゼロを表示することがある．ペースメーカ心電図でペーシングパルスと誘発されたR波の両方をダブル・カウントするのを避けるための「ペースメーカパルス除去回路」を備えたものでは，電気毛布を使うとゼロになることがある（電気毛布から細かいパルス雑音が出るため）．

チェックポイント
- 数えた脈と表示値を比べること
- 不整脈のときは表示がバラバラ変わる
- 誘導を替えてみるのも1つの手
- 異常値を経験したら一度メーカに相談すること

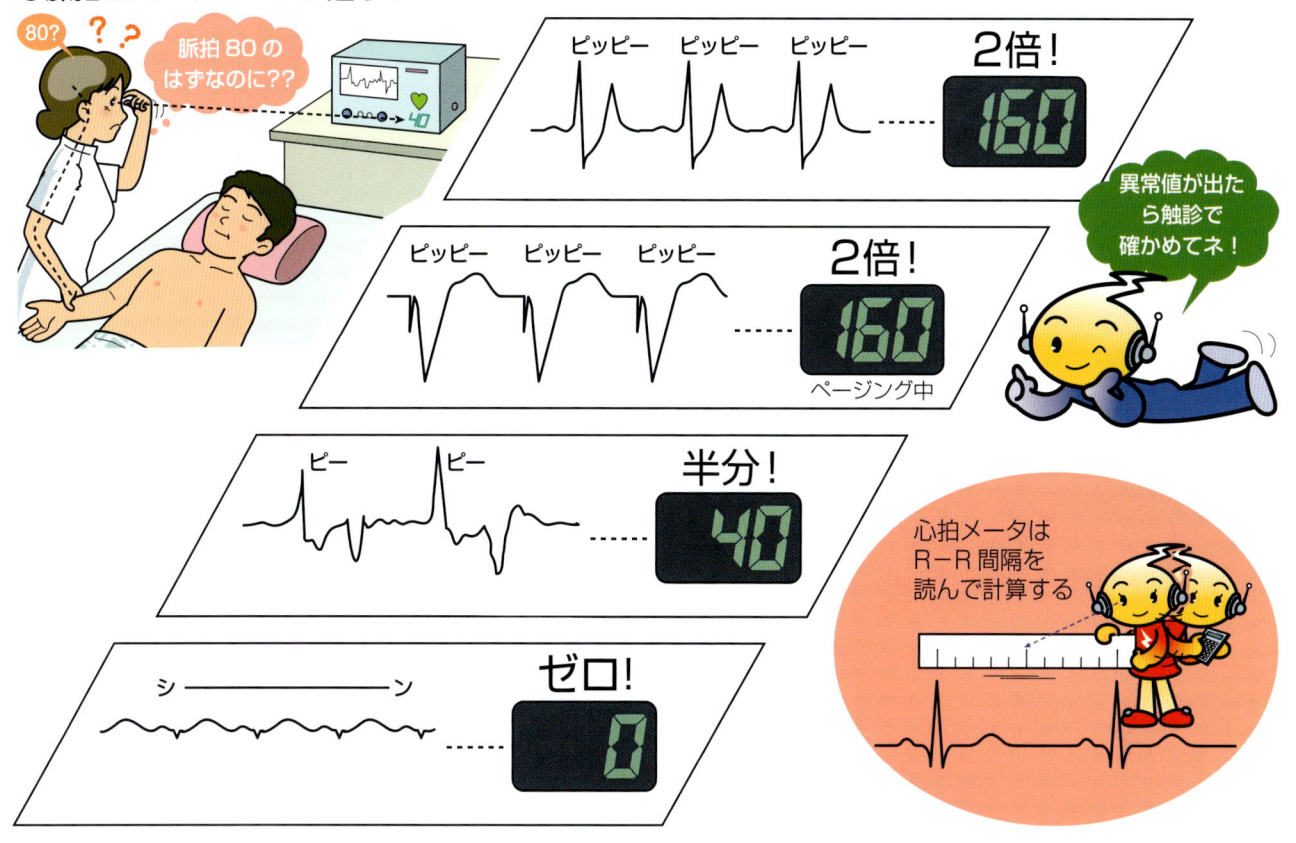

● 脈拍とハートレートが違う！

80? 脈拍80のはずなのに??

ピッピー ピッピー ピッピー　2倍！　160

ピッピー ピッピー ピッピー　2倍！　160　ページング中

ピー ピー　半分！　40

シーーーーーン　ゼロ！　0

異常値が出たら触診で確かめてネ！

心拍メータはR-R間隔を読んで計算する

心電図モニタ

テレメータ早わかり

　無線式テレメータ心電図モニタを省略して「テレメータ」と呼んでいる．
　"テレ"は「遠くの」，"メータ"は「計測器」という意味で"テレメータ"は「遠くのものを近くで観るもの」のこと．
　患者が携帯する送信機とナースステーションなどに設置される受信機からなる．

●小電力医用テレメータ

　医用に割り当てられた専用電波を使っている心電図テレメータを「小電力医用テレメータ」と呼ぶ．

●ゾーン配置

　電波は同じ周波数では混信する．しかし違う周波数でも仲良しグループと，いじめっ子グループがいるので，9つの仲良しグループをつくって色分けして表示している．これをゾーン配置という．

　なお，全使用台数が50台以下なら赤か茶で統一すれば全病棟で使える．

●チャネル管理が重要

　違う会社のテレメータでもチャネル（チャンネルともいう）が同じものは同じ周波数の電波を使っているので，購入する際は，チャネル番号が重ならないように管理しなければならない．
　チャネル管理者としては臨床工学技士が最適だが，メーカの担当者にチャネル管理表をつくってもらってもよい．

チェックポイント
- ●チャネルとゾーンの確認を
- ●違う色どうしの貸し借りはできない
- ●受信アンテナを張れば，範囲は広がる
- ●チャネル管理は臨床工学技士に

● テレメータによる心電図ボーヤの「旅」

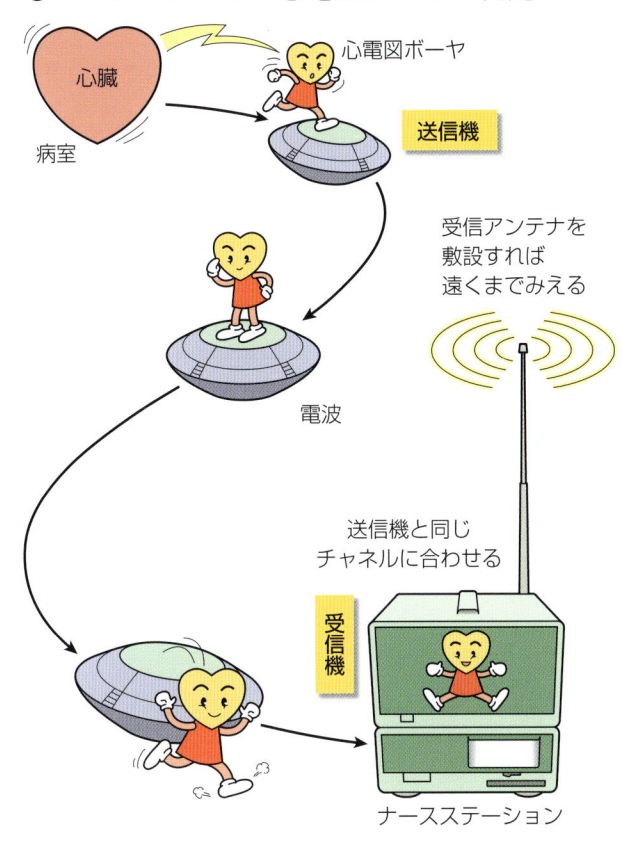

心臓
病室
心電図ボーヤ
送信機
電波
受信アンテナを敷設すれば遠くまでみえる
送信機と同じチャネルに合わせる
受信機
ナースステーション

● 同一フロアは同一色で統一（ゾーン配置）

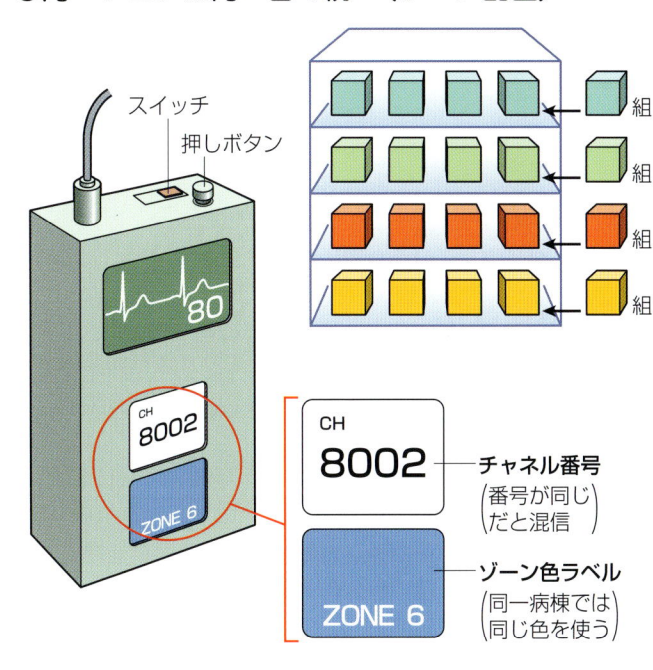

スイッチ
押しボタン

組
組
組
組

CH 8002
ZONE 6

CH 8002 ─ チャネル番号（番号が同じだと混信）

ZONE 6 ─ ゾーン色ラベル（同一病棟では同じ色を使う）

● ゾーンの表示色

ゾーン番号	1	2	3	4	5	6	7	8	9
表示色	茶色	赤色	橙色	黄色	緑色	青色	紫色	灰色	白色

心電図モニタ

テレメータが泣いている

　テレメータは便利だが，使い方がはげしいのでトラブルも多い．

●電極トラブル
　ディスポ電極の**ペースト乾燥・浮き上がり**，電極の**リード線の断線**などに注意．リード線の電極クリップ部やコネクタ部の中で断線していることがある．

●電池トラブル
　電池が消耗すると，送信機はお腹が減って，**電波が届かない**，**波形が小さくなる**，**雑音が入る**などダダをこねる．

●アンテナトラブル
　送信機の電極リードの1本は送信用のアンテナを兼ねている．ピンと伸ばさないと，電波の勢いが悪くなる．
　受信機の受信アンテナは伸ばして，しっかり固定する．利用範囲を広げるには，**病棟張り巡らしアンテナ**の工事が必要になる．

●トイレにポチャン！
　患者がトイレに行って寝巻のひもを解いたら，ふところに入れていた送信機が便器にポチャン！ということも珍しくない．
　落としたら，まず電池を抜く．そして，すぐ乾いた布で拭き，表面をアルコールなどで拭いて，ふたを開けて十分に乾燥させてから，メーカに修理を依頼する．落とさないように袋で首から吊すなど工夫するとよい．

チェックポイント
- ●動き回るので，電極貼りは入念に
- ●疑わしきは電極リードを交換
- ●アンテナ兼用電極リードもまっすぐに
- ●濡れたら電池をすぐ抜くこと

●取り付け部が切れやすい

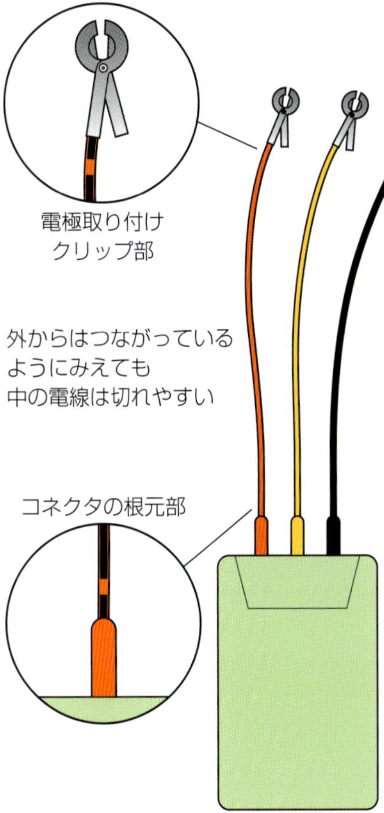

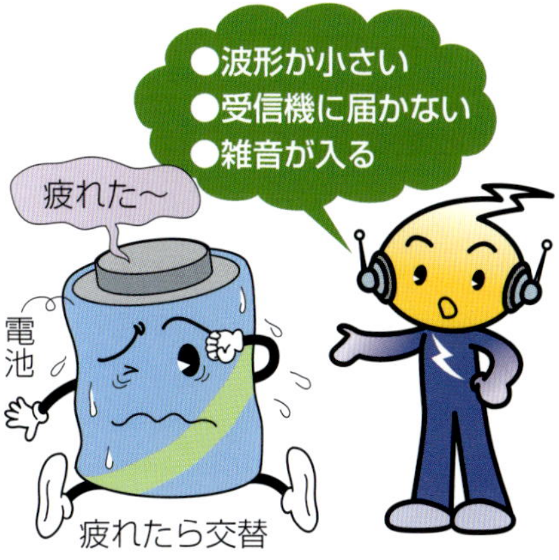

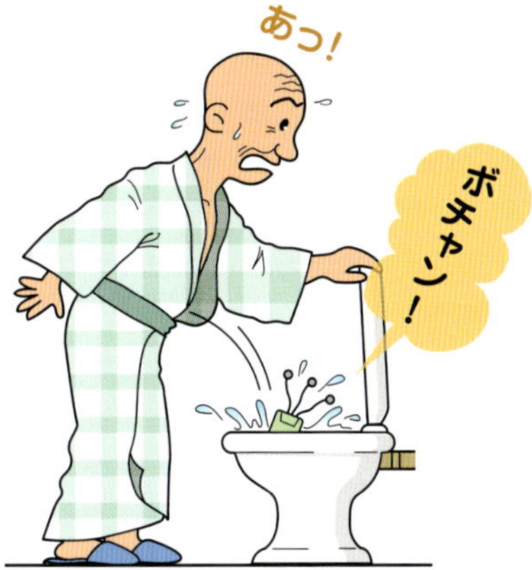

●電極周りのトラブル

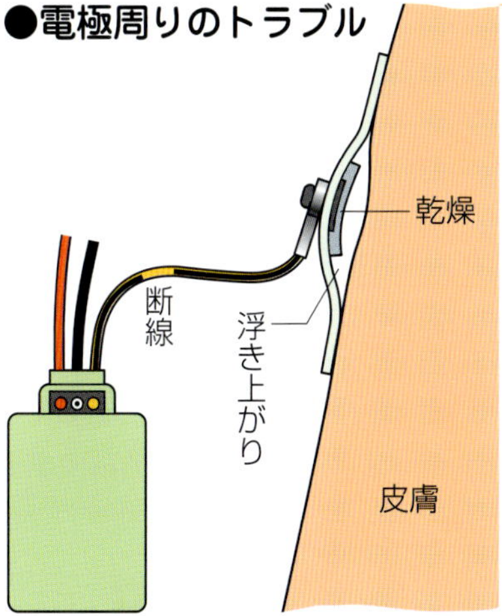

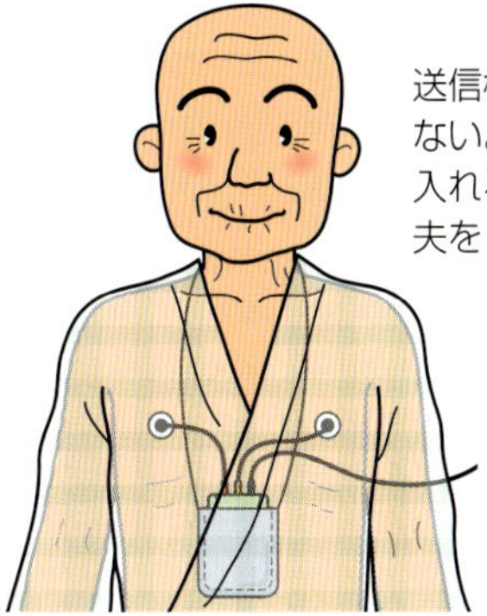

送信機を落とさないよう，袋に入れるなどの工夫を

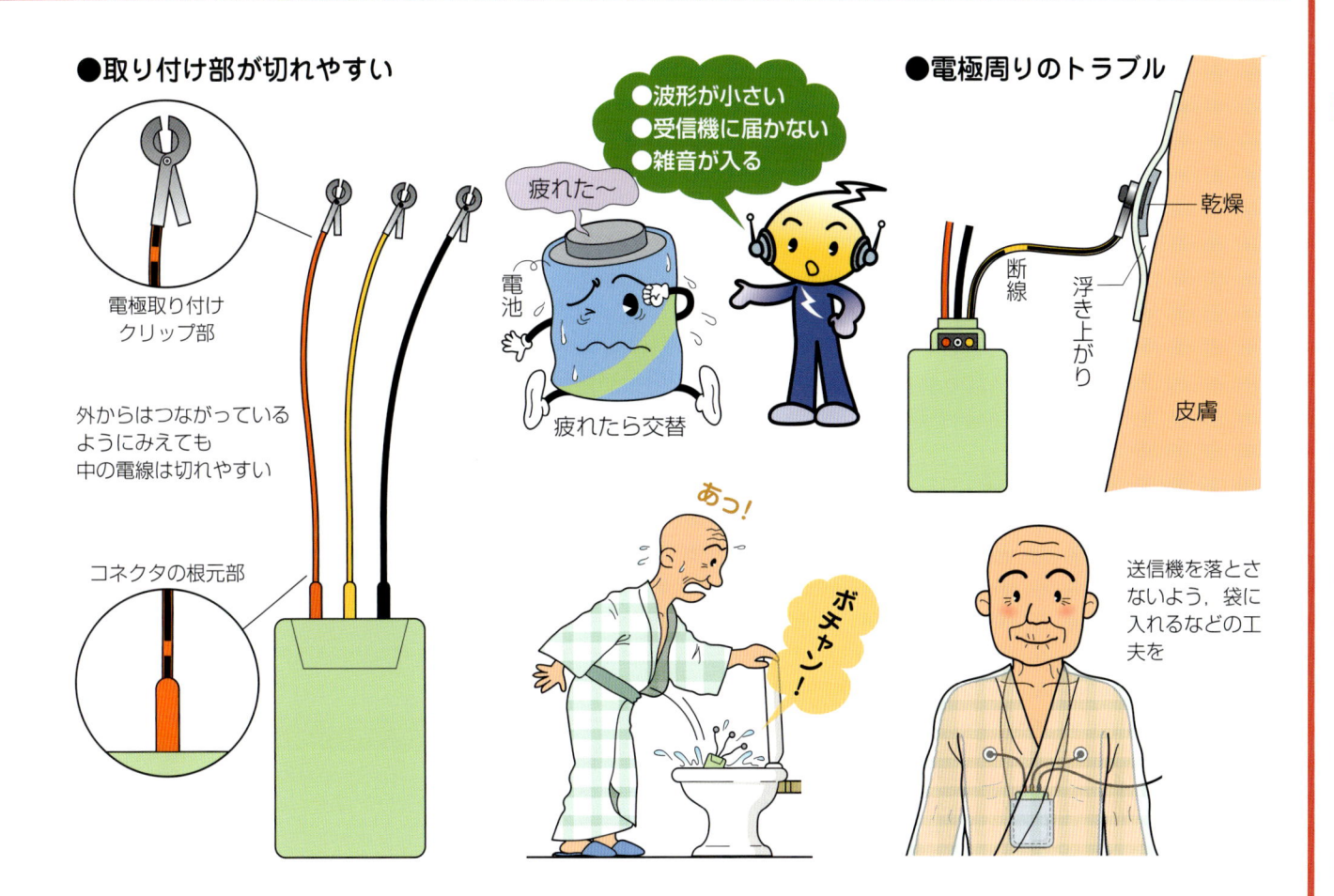

心電図モニタ

心電計・心電図モニタの新潮流

● 心電計は"名医"?

　現在市販されている心電計のほとんどには高度なコンピュータが内蔵されており，波形を詳細に解析し，その判定結果をプリントアウトしてくれる．これを「解析機能付」心電計という．いわば「名医の頭脳」を内蔵しているのである．

● 1日数秒の症状も見逃さないホルター心電計

　心疾患のすべてが心電図検査で見つかるわけではない．明け方，ほんの数秒間起こる発作や，駅の階段を上っている途中で起こる胸の痛みもある．これらを見つけるには1日24時間の心電図とその人の行動を連続的に記録し，これを病院で再生して診断するシステムが必要である．これが 24時間心電計，ホルター心電計 である．

● テープから IC へ

　ホルター心電計は患者が持つ超小型の心電図記録装置と病院にある解析装置からなる．
　初期のホルター心電計の記録媒体はカセットテープであった．テープを超微速で送り，24時間分の心電図を記録した．
　最近のホルター心電計の記録媒体は IC メモリである．超小型，高性能化して標準 12 誘導を 24 時間記録できるものもある．
　記録者から病院に設置されたホルター心電図解析装置にデータを移すと短時間で再生・解析を行ってくれる．

● 家庭用(?)心電計

　自宅や旅行中に自分の心電図をメモリに記録し，異常が見つかればそのデータを医師に見せて診断してもらう家庭用(?)心電計(携帯型心電計)も普及している．

チェックポイント
- ●「解析」は心電計，「診断」は医師
- ● 防水型ホルターレコーダはシャワー OK
- ● 体動センサ内蔵型では運動状態が記録される
- ● 家庭用(?)心電計の波形判定は医師の仕事

●ホルター心電計

コンピュータ名医

テープ式ホルター心電計

IC化超小型ホルター心電計

デジタル12誘導ホルター心電計

心筋梗塞の疑いじゃ！

24時間データも数分で解析できるよ

●解析機能付心電計

ホルター心電図解析装置

ホルター心電計は1日中の心電図を記録する

●家庭用（？）心電計

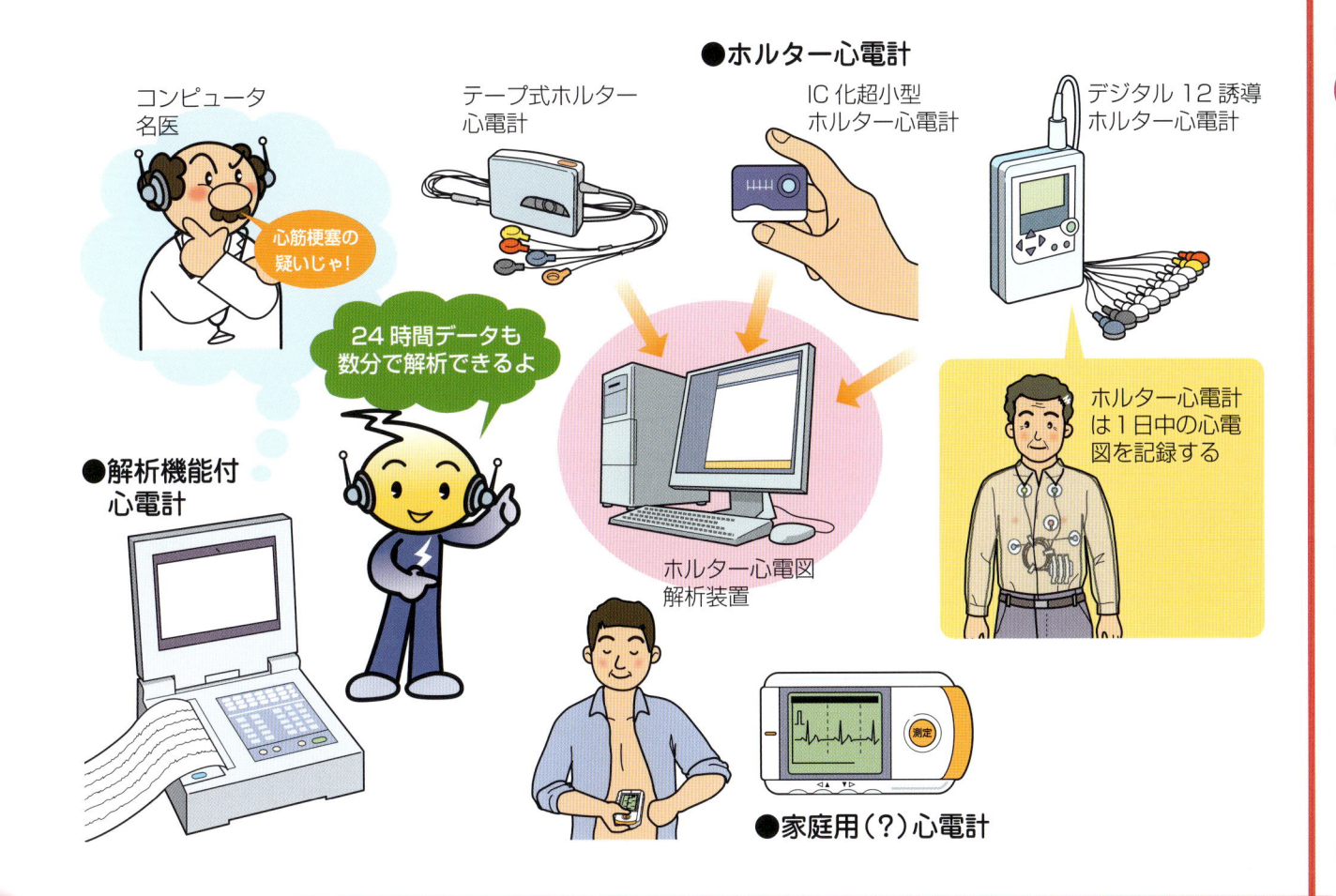

41

心電図モニタ
「動きません！！」と電話をする前に

　モニタ故障？　メーカに電話をする前にもう一度ホントの故障かどうか確かめないと，メーカの人が来たとき「あのー，スイマセン……」ということになる．

●電源プラグは入ってる？
　当たり前のことだが，まず確かめること．テーブルやカウンターの下には目が届きにくい．また，テーブルタップに差してあっても，その先が抜けていることもある．

●そのコンセント，停電じゃあないの？
　他の機器を差し込んでみて，それが動くことを確かめる．

●スイッチはみんなオンになってる？
　送信機の電源スイッチがオフになっていると当然動かない．モニタ本体に2つ以上のスイッチがある場合もある．全部オンにする．

●電池は入ってる？
　入っていても，古くなっているかもしれないので，新品に換える．また，プラスマイナスの向きが正しいか，もう一度確かめる．

●念のため，チャネルは合ってる？
　送信機と受信機（モニタ本体）の番号が正確に合っていなければダメ．

●トラブルノートをつくろう
　トラブルの症状と後でわかった原因を書きとめるノートをつくっておこう．まとめて「こんなときどうする」チェックリストをつくると便利．

チェックポイント
- ●「動かない」ときは「電源」周りの点検を
- ●90%以上は「故障でない故障」
- ●トリセツの「こんなときには」を見よう
- ●「考えるエキスパート」になろう

●あなたはどちら…？

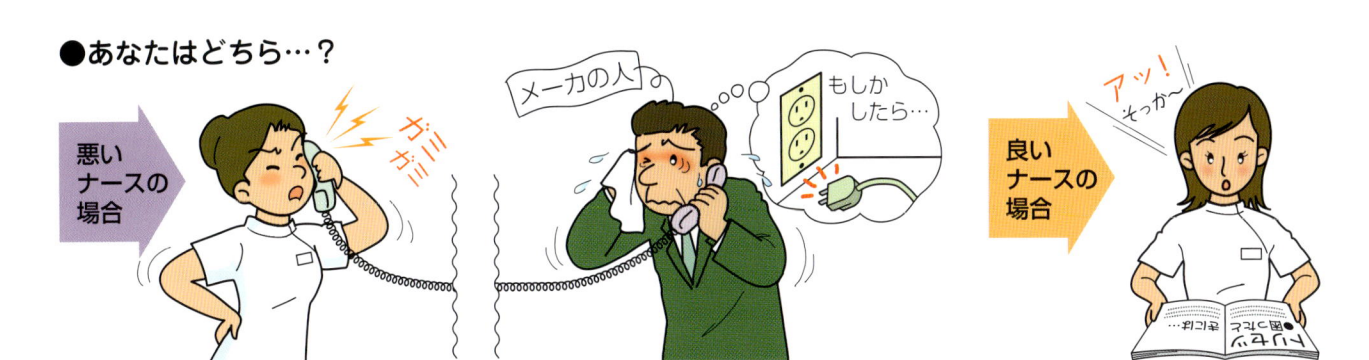

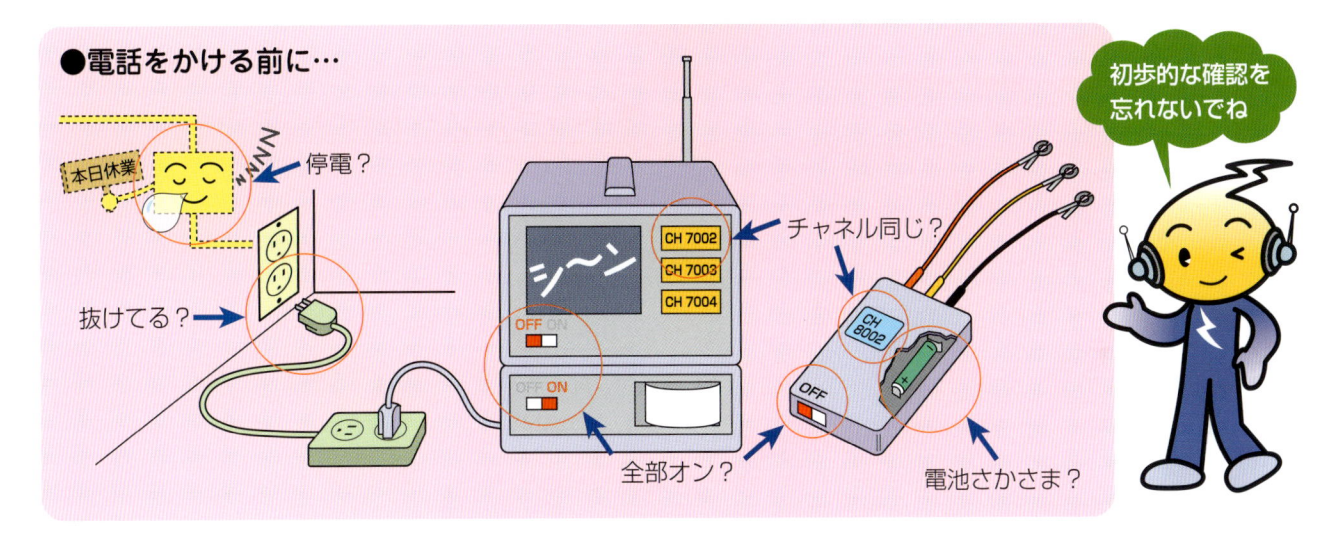

悪いナースの場合

メーカの人

もしかしたら…

良いナースの場合

アッ！そっか～

●電話をかける前に…

本日休業

停電？

抜けてる？

CH 7002
CH 7003
CH 7004

シ～ン

OFF ON

OFF ON

全部オン？

チャネル同じ？

CH 8002

OFF

電池さかさま？

初歩的な確認を忘れないでね

43

> バイタルサインモニタ

体温は「抵抗」で測る？

　体温計は，従来の水銀体温計から，いわゆる「電子体温計」に変わっている．維持管理が簡単だからだ．どうやって体温を測っているのだろうか．

● サーミスタは変換屋さん

　電子体温計は「温度センサ」で体温を感知する（センサとは「感知器」のこと）．そのセンサの名前は「サーミスタ」という．「サーモ」は「温度」の意味で，「レジスタ」は「抵抗器」の意味だが，これを合成したのが「サーミスタ」だ．

　このサーミスタは，温度が変わると，その「電気抵抗」が変化する性質がある．だから電子回路を使って，その電気抵抗を測って，デジタル表示（数値で表示すること）してやれば体温計ができ上がるわけだ．そんなしかけが，あの小さな細かいケースに押し込まれている．

● 平衡温度

　「電気で測るのだから数秒でパッと」，というわけにはいかない．サーミスタは水銀よりは反応は速いのだが，肝腎の脇の下や口の中の温度がすぐに体内の温度になるわけではない．脇の下の場合，下から30度で入れてしっかり押さえつけて，内部からの熱が逃げないようにして，5～10分経過しないと「平衡温度」に達しない．

　コンピュータを内蔵して「平衡温度」を1分未満で「予想計算」して表示するタイプのものもある．「予測式」と呼ばれる．大変便利なもので病棟での検温にはほとんど予測式が使われる．

　電子体温計はスイッチを切るとゼロにもどる．ケースに収納すると自動的に電源オフになるものもある．

チェックポイント
- 電子でも平衡温度測定にはやはり数分かかる
- 数本をぬるま湯につけて同じ表示になるかチェック
- 「おかしい」ときは，表示より「自分の手の感覚」を信じよう
- 電池消耗に注意！

●サーミスタ式電子体温計の原理

- サーミスタ
- 電子回路
- 電池
- デジタル表示板

流れにくい / 氷
よく流れる

な〜るほど

サーミスタは温度によって抵抗が変わる

●「予測式」では1〜2分で計測終了

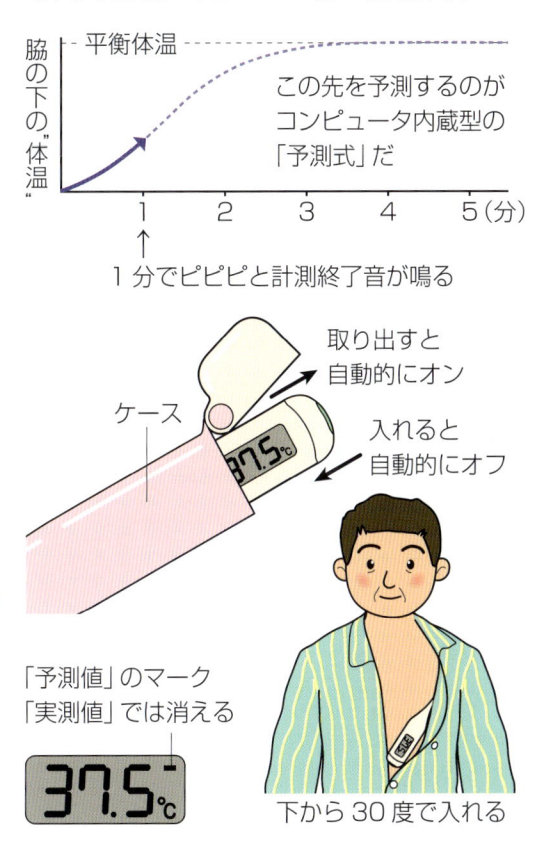

脇の下の"体温"

平衡体温

この先を予測するのがコンピュータ内蔵型の「予測式」だ

1 2 3 4 5（分）

↑
1分でピピピと計測終了音が鳴る

ケース

取り出すと自動的にオン
入れると自動的にオフ

「予測値」のマーク
「実測値」では消える

下から30度で入れる

> バイタルサインモニタ

耳よりな話，1秒で体温が測れる鼓膜温度計

●鼓膜温は中枢温

鼓膜の裏側には，脳の体温中枢である視床下部に血流を送る内頸動脈が走っている．この中の血液温度は身体の深部の温度，中枢温を反映している．

●熱＝赤外線

熱をもった物体からは「目に見えない赤外線」が出ている（「赤外線」とは，「赤」よりも波長の長い光で，赤の外の光線という意味）．赤外線の強度を測定すれば，熱源の温度を知ることができる．

●鼓膜温度計

鼓膜から放射される赤外線は，外耳道（耳孔）を通って外部に出てくる．耳孔にプローブを差し込んで，この赤外線をセンサで受ければ鼓膜温度が測れる．

応答速度が早いので，じっとしていられない赤ちゃんの体温も1秒で測れる．

●測定誤差に注意

赤外線は光なのでまっすぐ進む．耳孔が曲がっていると鼓膜の温度が測れない．耳介を引っ張るなどして耳孔をまっすぐにして測定する．何回か測定して高めの値をとるとよい．

耳垢は赤外線を吸収してしまうので，耳垢がたまっていると低めに測定されてしまう．

寒い戸外から室内に入ってすぐは，頭部が冷えきっているので，低めに測定される．少し温まってから測定する．

チェックポイント
- ワンタッチ1秒で表示できる
- 耳孔はまっすぐに
- 耳垢・汚れは誤差のもと
- 腋下温，口腔温と違うことも

●鼓膜体温計の構造と使い方

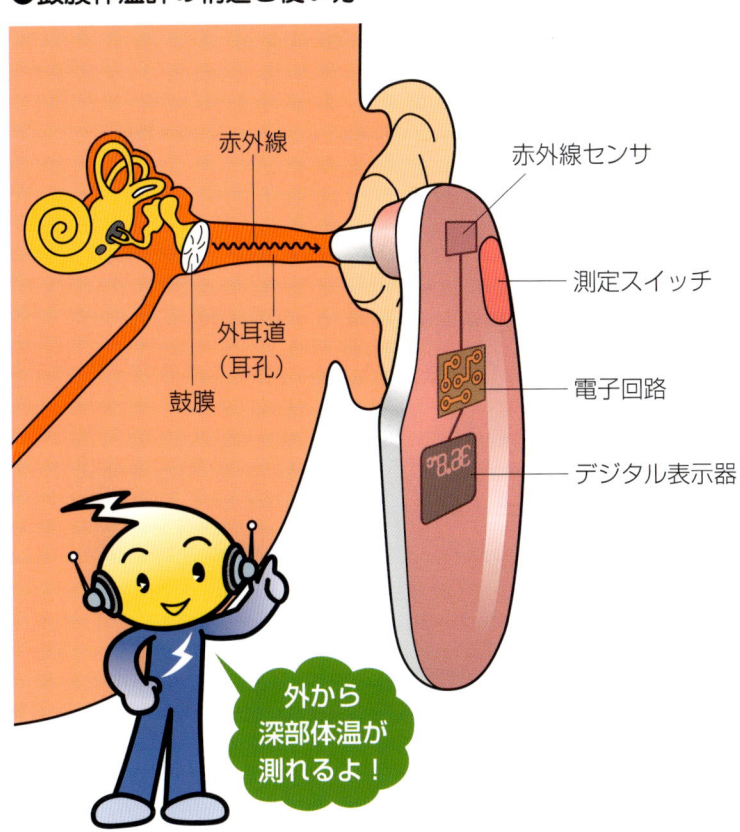

赤外線
外耳道（耳孔）
鼓膜
赤外線センサ
測定スイッチ
電子回路
デジタル表示器

外から深部体温が測れるよ！

●ワンタッチ1秒で測れる

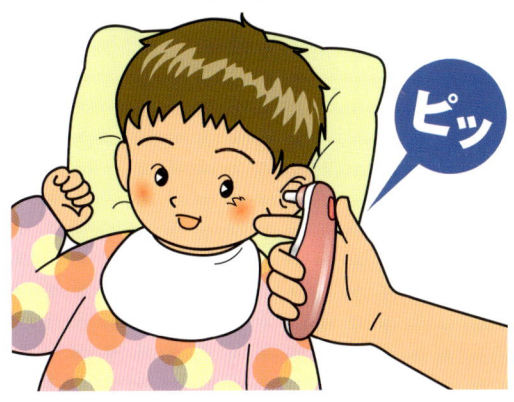

ピッ

●耳孔が曲がっていると耳孔の壁の温度になる

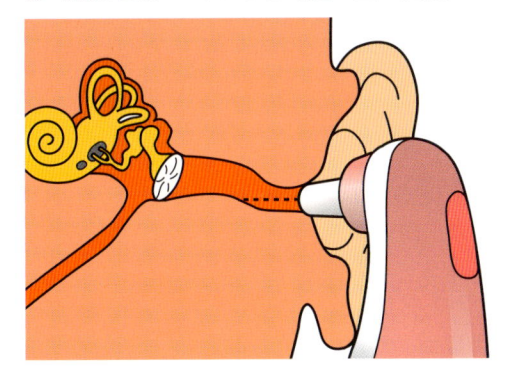

バイタルサインモニタ

熱変化で拍出量を測る

● 心拍出量

　心臓が1分間に拍出する血液の量を心拍出量という．心拍出量は1回の心収縮による拍出量（1回拍出量）と1分間の心拍数の積で計算でき，循環動態を把握するための重要な指標になる．

● さまざまな方法で測定できる

　心拍出量を測定する方法には，フィック法，色素希釈法，熱希釈法がある．ICUや心臓カテーテル室などでは，測定が簡便な熱希釈法が広く用いられている．

● 熱希釈法の今昔

　以前は，間欠的に冷却水を右心房内に急速に注入し，肺動脈を流れてくる血液の温度をサーミスタ（温度計）で測定していた．現在は，冷却水の代わりに右心室に置かれたサーマルコイル（フィラメント）をパルス状に加熱して流れてくる血液に熱を加えることで，微小な血液温の上昇を肺動脈に置かれたサーミスタで測定して，心拍出量を算出している．この方法は冷水の注入を必要としないため，連続的に心拍出量が測定できる．これをモニタする装置が連続心拍出量計（continuous cardiac output monitor：CCOM）である．ただし測定値は3〜5分間の平均値である．

● サーモダイリューションカテーテル

　熱希釈法で使用する肺動脈カテーテルのことを，開発者の名前から通称「スワン・ガンツ・カテーテル」と呼ぶことがある．

チェックポイント
- カテーテルによる期外収縮の発生に注意
- 呼吸パターンや体温変化で誤差を生じる
- 体位によっても変化する
- 人工呼吸の陽圧でも心拍出量は変化する

●肺動脈圧をモニタしながら心拍出量もわかる

血圧モニタ

圧力トランスデューサ

連続心拍出量計（CCOM）

CO 4.0L/min

サーモダイリューションカテーテル（CCO測定用）

サーミスタ

肺動脈

サーマルフィラメント

ウォッシュアウト曲線を求め心拍出量を算出

温度（℃）／→時間（秒）

サーミスタでわずかな温度変化を検出

温度（℃）／→時間（秒）

＋

右心房または右心室内の血液を周期的に加温

電力（W）／血液に与えるエネルギー量／→時間（秒）

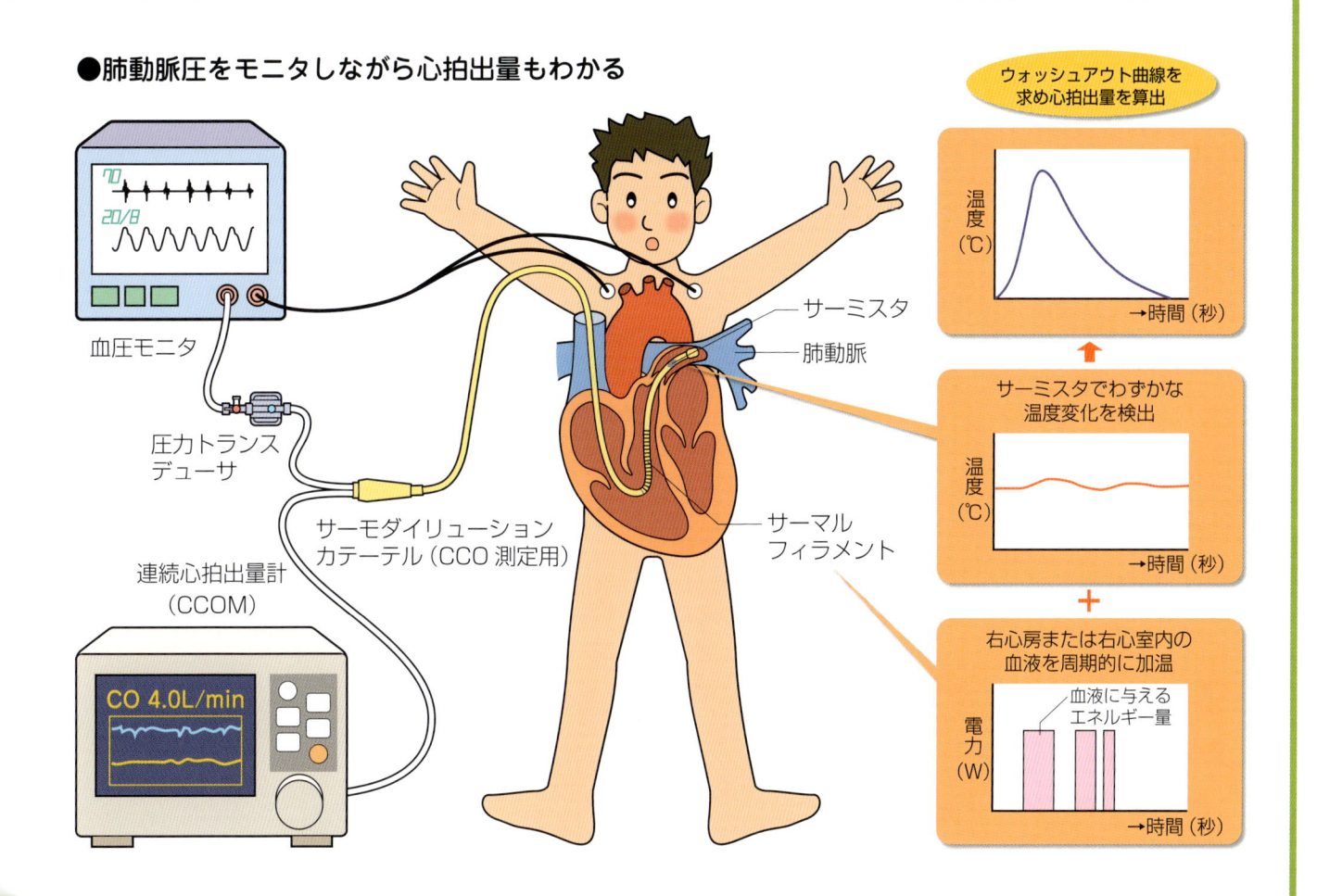

バイタルサインモニタ

呼吸モニタのいろいろ

● 呼吸とは

呼吸とは，ミトコンドリアへの酸素の供給と，体内で一定のレベルに維持されて産生された二酸化炭素を体外に排出するために必要な生理現象のこと．肺は「換気」と「ガス交換」を行う重要な臓器である．

● 呼吸数をモニタするには

①胸郭の「インピーダンス」変化を利用

心電図電極（2つ）を利用して，微弱な電流（50kHz で 100μA 程度）を胸郭に流し，電気抵抗（インピーダンス）を測って呼吸数や呼吸停止をモニタする．つまり，呼吸に応じたインピーダンスの変化を測定する．これは，心電図電極を共用するため広く用いられている．

②電極の位置を工夫

一般に，心電図電極の赤と緑の電極間（第Ⅱ誘導）でインピーダンスを測定する．緑の電極の位置は，心電図だけを見る場合よりも外側（中腋窩線寄り）にしたほうが正確に測定できる．

● インピーダンス呼吸モニタの落とし穴

わずかのインピーダンスの変化を検出しているので，電極の接触状態が悪いとモニタできない．また小児では，心臓の血液の増減にともなうインピーダンス変化による脈波が呼吸曲線に乗ることがある．また，体動があると異常値を表示することがある．

アラームや異常値表示の際はこれらの「落とし穴」をよく吟味し，適切に対処しなければならない．

チェックポイント
- 電極の装着を確実に
- 電極の位置を工夫
- 小さい呼吸は検出できない
- 呼吸停止アラームは重要！

● 心電図と呼吸が同じ電極で同時にモニタできる

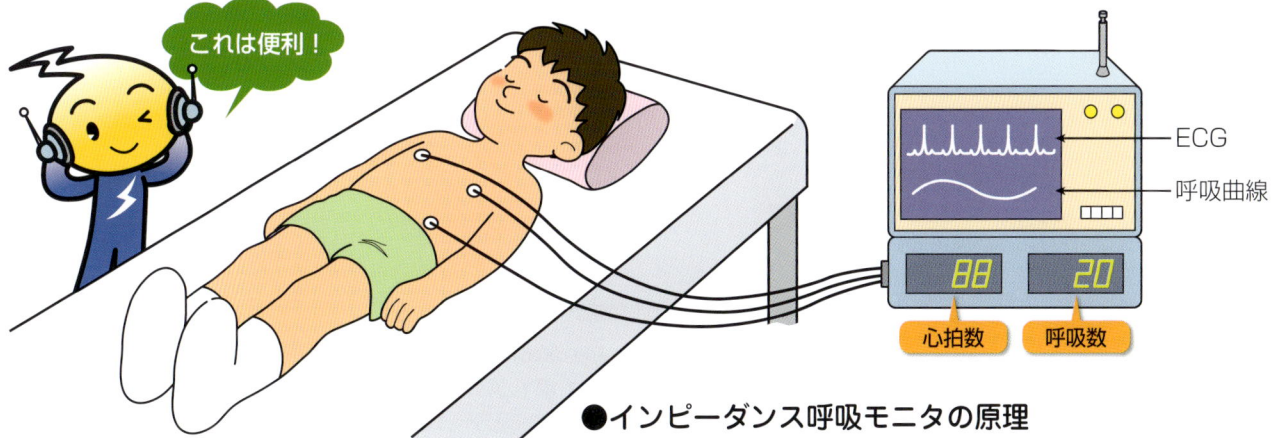

これは便利！

ECG
呼吸曲線
心拍数
呼吸数

● 電極をつける位置

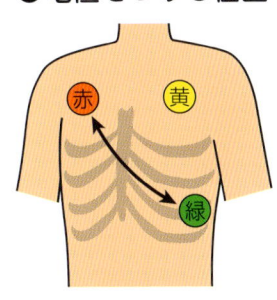

赤　黄　緑

・一般に，赤と緑の電極間で検出する
・緑の電極位置は，心電図だけをみる場合よりも外側（中腋窩線寄り）にする

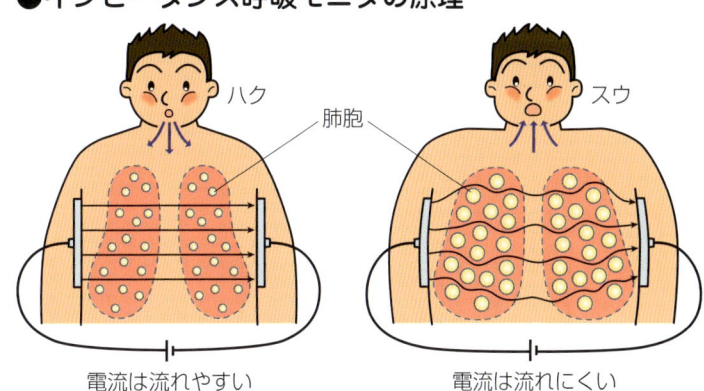

● インピーダンス呼吸モニタの原理

ハク　　スウ
肺胞

電流は流れやすい　　電流は流れにくい

> バイタルサインモニタ
チクリともしないでピタリとわかる

● 血中酸素量測定
血中酸素の量は，重篤な患者のモニタ情報として重要．普通は注射器でチクリと採血し，検査部に送り，血液ガス分析器にかけて測定する．

● 経皮的酸素分圧モニタ
最近は，酸素を感知するセンサを皮膚に貼りつけることによって，血中酸素（酸素分圧）をモニタできる「経皮的酸素分圧モニタ」が新生児用として使われている．

皮膚表面から熱を加えて温めると，皮下の毛細血管が拡がって，毛細血管の中に動脈血が大量に流入してくる．その結果，血液中の酸素が皮膚表面に拡散しやすくなる．このため，センサ内のヒータで44℃程度に加熱している．皮膚の弱い患者は，特に小児で発赤を起こすことがある．センサ位置は2～4時間ごとに移動させなければならない．

● 経皮的二酸化炭素ガス分圧モニタ
皮膚表面を温めると，酸素と同様に二酸化炭素ガスも拡散してくる．特殊な膜に覆われた溶液に二酸化炭素ガスが溶け込むと，溶液のpHが変わる．この変化をpH電極で検出すれば二酸化炭素ガス分圧が求まる．

● 定期的に校正しよう
これらの装置はいろいろなセンサで測定する．センサ部の汚れや劣化などにより，測定誤差の発生や測定が不安定になることがある．そのため使用前や定期的に校正（キャリブレーション）を行う必要がある．

チェックポイント
- 皮膚が厚いと誤差になる
- ヤケド，発赤に注意
- 2～3時間ごとにセンサ移動
- 二酸化炭素ガスは脳血流の指標

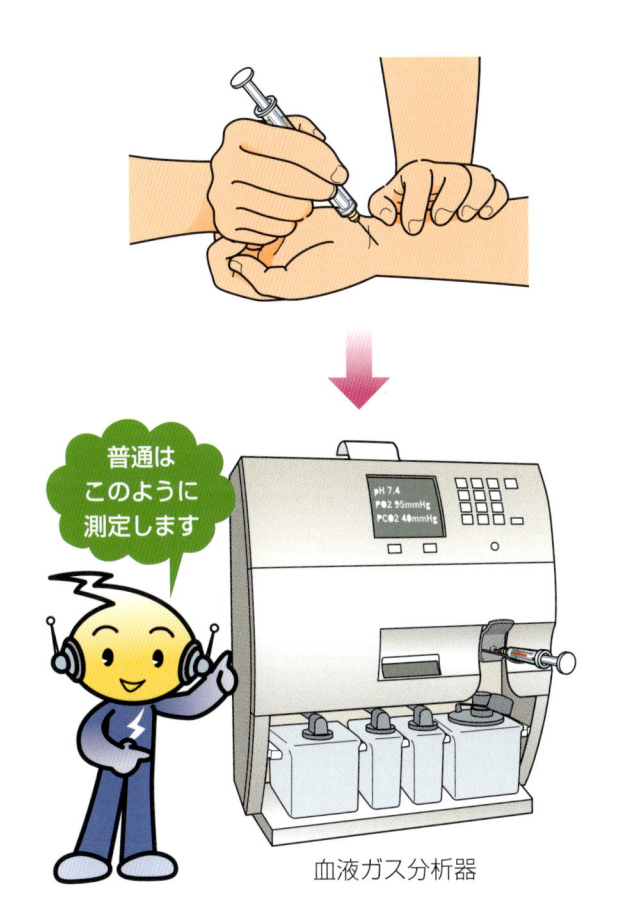

●経皮的酸素分圧モニタ

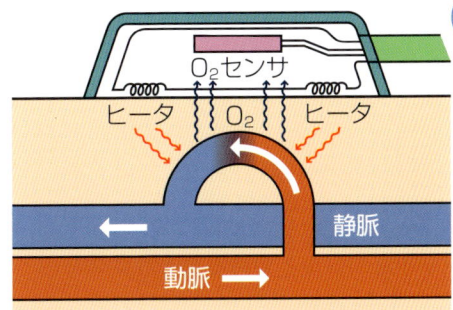

ヒータの熱によるヤケドに注意してね！

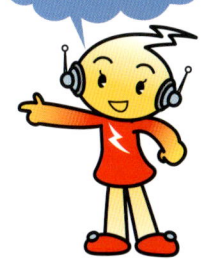

普通はこのように測定します

血液ガス分析器

●経皮的二酸化炭素ガス分圧モニタ

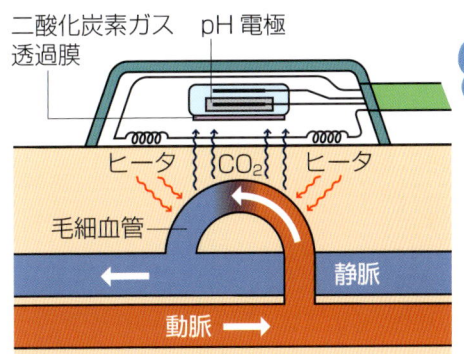

二酸化炭素ガス透過膜　pH電極

毛細血管

ときどき，貼る場所を変えてね！

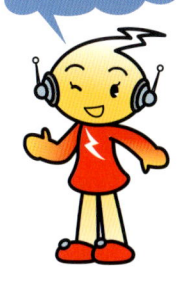

バイタルサインモニタ

小さな巨人・パルスオキシメータ

● 血液は光を吸収する

　血液が赤いのは赤い光を透過するからである．それ以外の光は吸収される．吸収の度合いは，ヘモグロビンの量や，その酸素加の度合い，光の波長などに依存する．

　なお動脈は脈動しているので，透過光も脈動する（指先容積脈波計はこの脈動をパルス波形として記録する）．

● オキシメータ

　波長が660nm（nm：ナノメータ，10億分の1メートル）の赤色光は，オキシヘモグロビンよりデオキシヘモグロビンによく吸収される．また，910nmの赤外光は，反対にオキシヘモグロビンによく吸収される．これを利用して，赤色光と赤外光の吸収度を測定して比較すると，血液中の何％のヘモグロビンが酸素加しているかがわかる．ただし，組織も光を吸収するので，その影響を除去するのが難しい．

● パルスオキシメータ

　オキシメータの欠点を補うために開発されたもの．透過光の脈動成分に着目すると，脈動しているのは動脈だけであるから，組織や静脈血の影響を除去して，動脈の酸素含有率（オキシヘモグロビンの割合）すなわち酸素飽和度（SpO_2）が測定できる．麻酔領域，呼吸領域では不可欠なモニタである．「パルス」とは「脈動」の意味．

チェックポイント
- ●赤色光と赤外光の2波長光を使う
- ●専用プローブを使うこと
- ●体動があると誤差になる
- ●圧迫による組織損傷に注意

●パルスオキシメータ

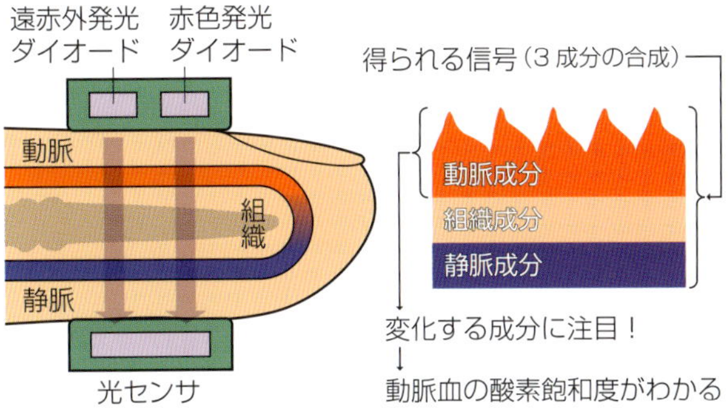

遠赤外発光ダイオード　赤色発光ダイオード

動脈／組織／静脈
光センサ

得られる信号（3成分の合成）
- 動脈成分
- 組織成分
- 静脈成分

変化する成分に注目！
動脈血の酸素飽和度がわかる

●SpO_2値とは？

パルスオキシメータで測定した動脈血のヘモグロビン酸素飽和度のこと

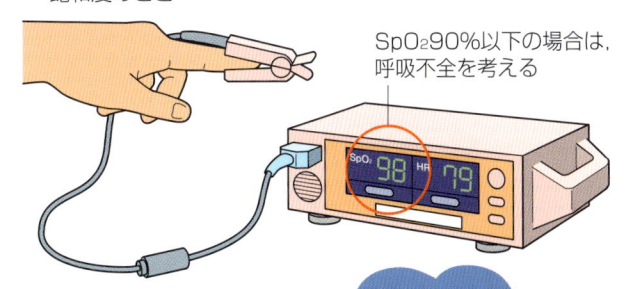

SpO_2 90%以下の場合は，呼吸不全を考える

●オキシヘモグロビンとデオキシヘモグロビンの吸光度

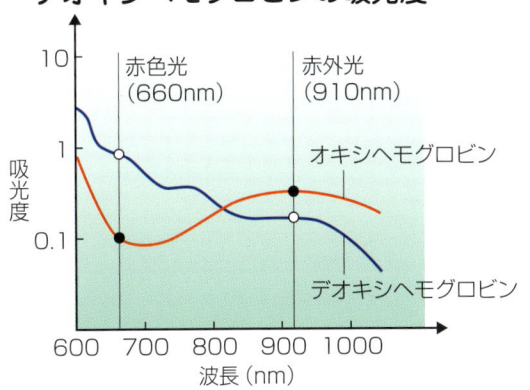

赤色光（660nm）　赤外光（910nm）

オキシヘモグロビン
デオキシヘモグロビン

吸光度：10／1／0.1
波長（nm）：600　700　800　900　1000

●酸素解離曲線

- 呼吸不全の定義（60mmHg, 90%）
- 若年健常者動脈（97mmHg, 98%）
- 在宅酸素療法（HOT）の適用基準値（55mmHg, 88%）

酸素飽和度（SO_2）（%）
酸素分圧（PO_2）（mmHg）

酸素分圧低下で急激に酸素飽和度が下降します　要注意！

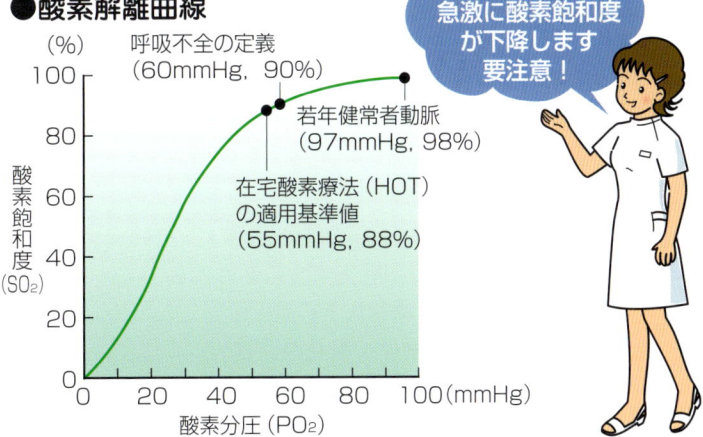

> バイタルサインモニタ

呼気ガスから $PaCO_2$ を予測する

● カプノメータ

カプノメータは換気状態をモニタする機器の1つで、呼気ガス中の二酸化炭素濃度（%で表示）または分圧（mmHgで表示）を連続測定する装置である．

● 測定で把握できること

呼気終末の二酸化炭素分圧（$P_{ET}CO_2$）は動脈血二酸化炭素分圧（$PaCO_2$）や肺胞内 CO_2 分圧（P_ACO_2）と高い相関がある．$P_{ET}CO_2$ で，生体の換気（肺胞換気量），肺循環（肺血流量＝心拍出量），代謝（組織での CO_2 産生量）の状態が把握できる．

● 測定原理

二酸化炭素が特定の赤外光（4.3μm 付近の波長）を強く吸収することを利用している．呼気ガスに赤外光を当て，受光部で光の強さによって二酸化炭素の濃度を測定している．吸収される赤外線の光量は二酸化炭素濃度に比例する．

● 測定方法

赤外光センサの位置により，サイドストリーム方式とメインストリーム方式がある．

● こんなときにアラームが鳴る

①上限アラーム

高体温（二酸化炭素の産生増加），換気量の低下，人工呼吸器・麻酔器の異常，呼気二酸化炭素の再呼吸，内視鏡外科手術（気腹ガス：二酸化炭素）の影響などが考えられる．

②下限アラーム

肺循環（心拍出量）の低下，肺血栓閉塞症，換気量の増加，気管チューブの閉塞，センサ部の汚れ（メインストリーム方式）などが原因に考えられる．

チェックポイント
- 人工呼吸管理には必ず使用する
- センサやチューブの汚れや水の貯留に注意
- 使用前には必ず校正をとる
- カプノグラム（波形）と $P_{ET}CO_2$ 値を確認する

● CO_2は赤外線を吸収する

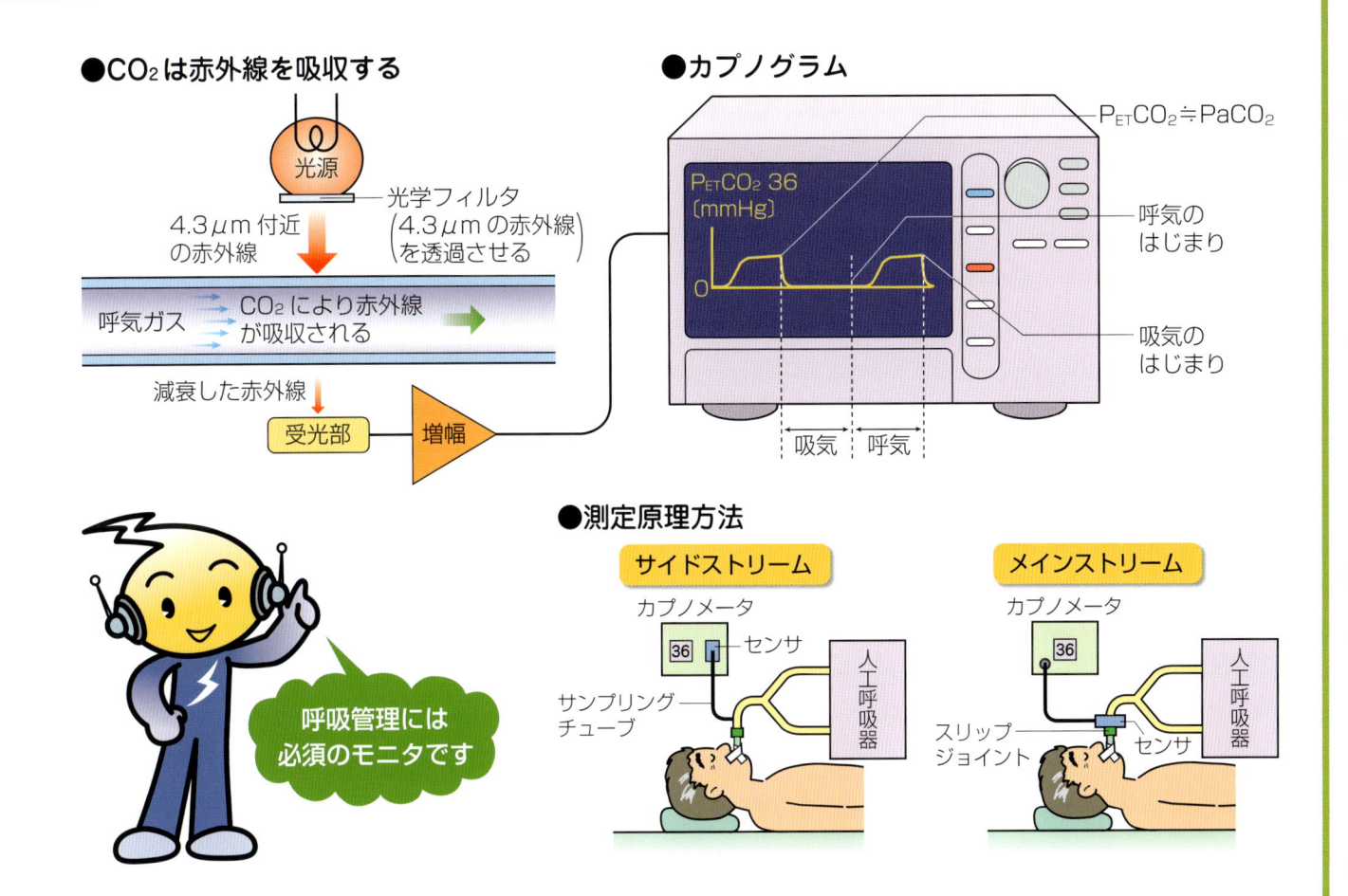

光源
光学フィルタ（4.3μmの赤外線を透過させる）
4.3μm付近の赤外線
呼気ガス　CO_2により赤外線が吸収される
減衰した赤外線
受光部 → 増幅

● カプノグラム

$P_{ET}CO_2 ≒ PaCO_2$
$P_{ET}CO_2$ 36 [mmHg]
呼気のはじまり
吸気のはじまり
吸気　呼気

呼吸管理には必須のモニタです

● 測定原理方法

サイドストリーム
カプノメータ
36
センサ
サンプリングチューブ
人工呼吸器

メインストリーム
カプノメータ
36
スリップジョイント
センサ
人工呼吸器

57

> 血圧計

間接法でどうして血圧がわかるの？

血圧測定法には「直接法」と「間接法」の2法がある．カフ（マンシェット）と聴診器で血圧を測る方法を「間接法」という．

● 基準はコロトコフ音

腕に巻いたカフの空気を徐々に抜いていくと，「ボコッ，ボコッ」と音がするが，やがて消える．一番初めの音のとき（第1点）のカフ圧が「最高血圧」，消えたとき（第5点）のカフ圧を「最低血圧」とするのが「間接法」である．この間接法の基準となる音を「コロトコフ音」という．

● 間接法の原理

① 外から血管内圧より大きな力（外圧，カフ圧）で圧迫すると，血管はつぶれて血流が止まる．
② 外圧が最高血圧よりちょっとでも低くなると，血流が流れ，大きな圧力が末梢に突進し，末梢の血管は急にふくらむ．
③ この急激な膨張は，聴診器を下からドンとたたき，「ボコッ」と音を立てる．この点を（スワン）第1点と呼ぶ．
④ 外圧が下がってくると，閉じた血管が急に開くたびに「ボコッ」という音が生じる．なお，途中で「ボコッ」の後に「シュー」という雑音が聞こえることがあるが，これは狭くなった血管から血流が勢いよく噴出する音で，「圧縮雑音」と呼ばれる．
⑤ 外圧が最低血圧よりちょっとでも低くなると血流は止まらないので，血管の急激な膨張は起こらず，音はしない（消える）．この点を（スワン）第5点と呼ぶ．

なお，まれに水銀柱がゼロ付近でも音が聞えることがあるが，その場合は音がこもる点，（スワン）第4点を採用する．

チェックポイント
● 直接法と間接法では値が違う
● 最高血圧：直接法＞間接法
● 最低血圧：間接法＞直接法
● 10％前後の差は気にしない

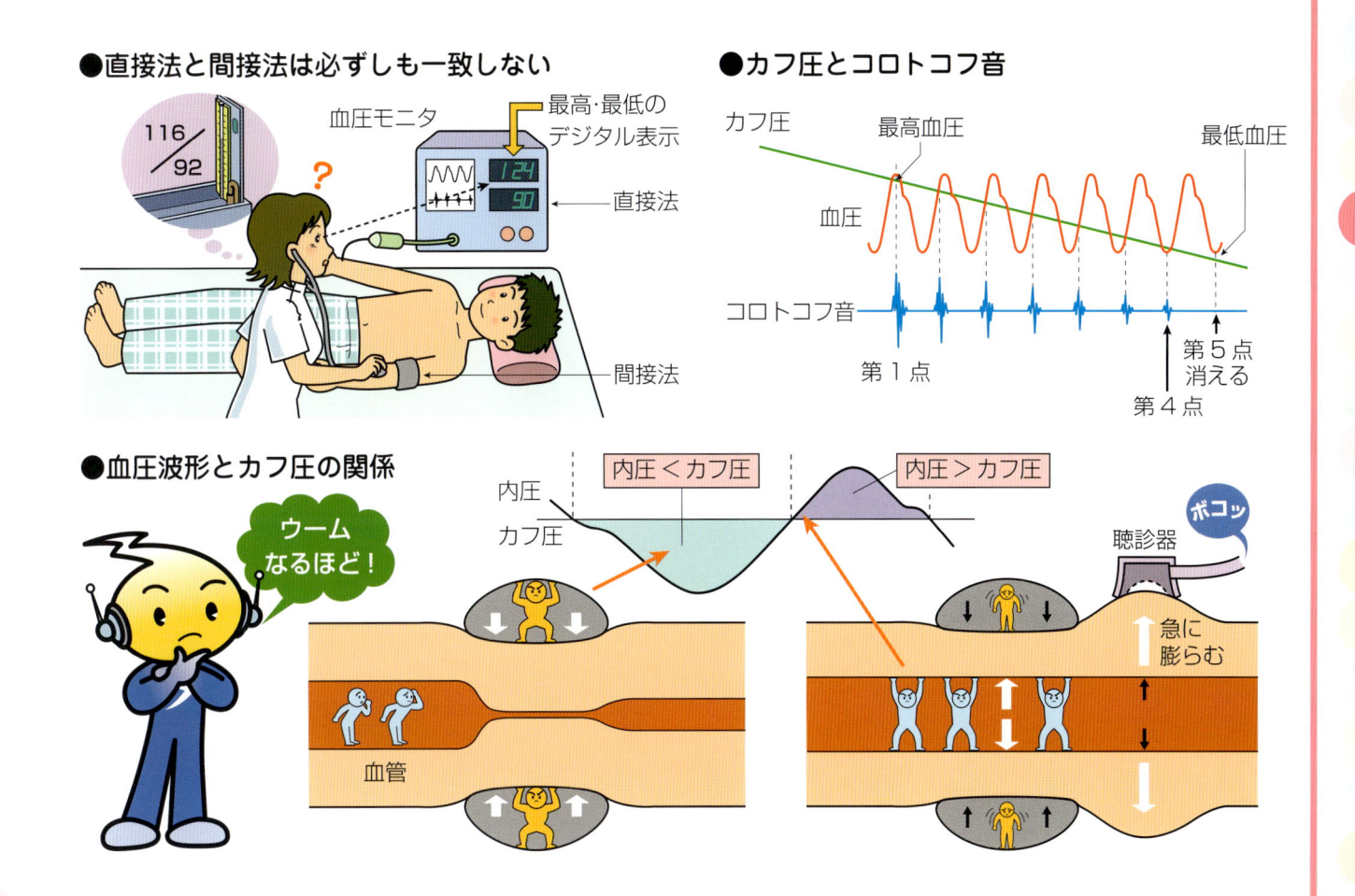

● 直接法と間接法は必ずしも一致しない

● カフ圧とコロトコフ音

116/92

血圧モニタ
最高・最低のデジタル表示
124/90
直接法
間接法

カフ圧
最高血圧
最低血圧
血圧
コロトコフ音
第1点
第4点
第5点 消える

● 血圧波形とカフ圧の関係

ウーム なるほど！

内圧＜カフ圧
内圧＞カフ圧
内圧
カフ圧
聴診器
ボコッ
急に膨らむ
血管

> 血圧計

おっとご用心，血圧測定の落とし穴！！

　間接法は簡単だが，さまざまな測定上の問題点（誤差）がある．ご用心．

● カフ幅の選択は重要
　カフ（マンシェット）の幅は患者の年齢で決めるのではなく，腕の太さで決めるべきである．狭すぎるとカフ圧が腕の内部に十分伝わらず，最高血圧も最低血圧も高めに測定される．腕の直径の 1.5 倍程度は必要である．

● 水銀柱は垂直に
　ふとんの上などに血圧計を置くと，水銀柱が傾いてしまい，実際より高めを指示する．

● 脱気速度は 1 心当たり 2〜3mmHg で
　速すぎると最高・最低とも低めに測定される．最低血圧付近ではゆっくり下げる．

● 水銀柱フィルタのつまりに注意
　水銀柱の上端は水銀が飛び出さないように多孔性プラスチックのフィルタがついている．これがつまると水銀柱がスムーズに下がってこないので，本当のカフ圧より高い値を示すことになる．

● 腕の位置に注意
　カフを巻いた部分は，心臓と同じ高さにする．腕を上げると低めに，下げると高めに測定される．

チェックポイント
- ●腕の太い小児には大人用カフを
- ●カフのマジックテープが重なるように
- ●水銀柱のフィルタはときどき交換する
- ●狭窄血管の下流では正確に測れない

● カフ幅に注意

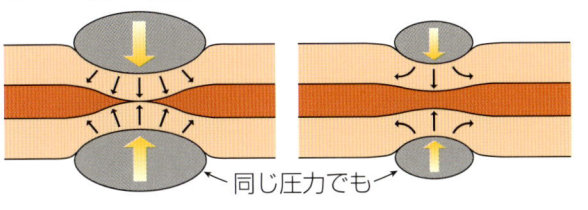

幅広カフなら血管を
つぶせるが…

同じ圧力でも

狭いカフでは血管は
つぶれない

● カフ幅による間接
血圧測定値の違い

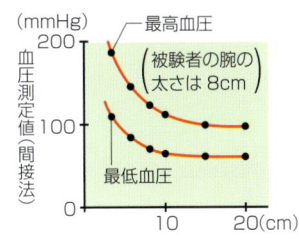

(mmHg)
最高血圧
(被験者の腕の太さは8cm)
最低血圧
血圧測定値(間接法)

● マジックテープが全部
重なるように

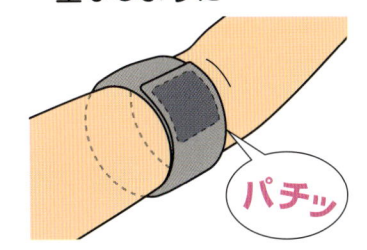

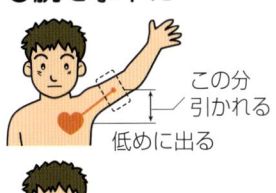

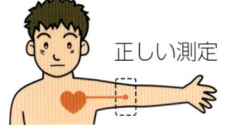

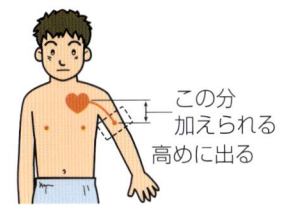

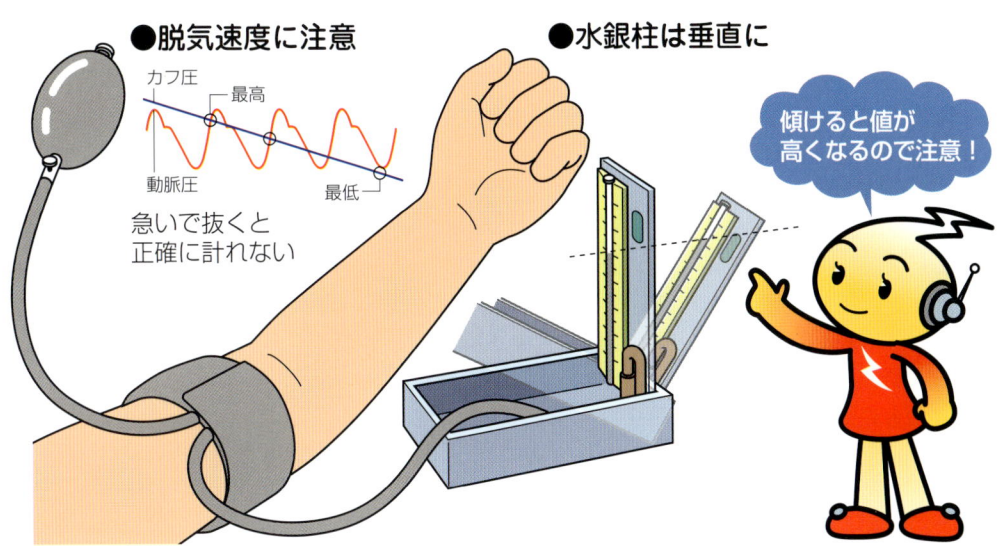

パチッ

● 腕を水平に

この分引かれる
低めに出る

正しい測定

この分加えられる
高めに出る

● 脱気速度に注意

カフ圧
最高
動脈圧
最低

急いで抜くと
正確に計れない

● 水銀柱は垂直に

傾けると値が
高くなるので注意！

61

血圧計

電子血圧計いろいろ

● 電子血圧計とは

　カフ（マンシェット）を腕に巻いて，スイッチをポンと押すと，ポンプで自動的に空気が送り込まれ，自動的に計測が始まって，自動的に「最高・最低血圧」がデジタル表示されるのが電子（自動）血圧計である．

　一定時間ごとに自動的くり返し計測ができるものは非観血式血圧モニタとしても使われる．

● コロトコフ音法とオシロメトリック法

　カフに内蔵されているマイクでコロトコフ音を検出する．「コロトコフ音法」と，カフ内の空気圧変動を検出して最高・最低血圧を検出する「オシロメトリック法」がある．最近のものは，ほとんどオシロメトリック法を採用している．

● 新顔，続々登場

　上腕にカフを巻く「卓上式」のほかに，手首にカフを巻く「手首式」，病院の待合室などに置かれる「アーム式」など，種類がいろいろある．

　「手首式」は腕をまくらなくてもよいので便利だが，手首部を，心臓の位置より下に置くと高めに測定される．必ず心臓の高さで測定すること（高さ検出器がついているものもある）．

チェックポイント
- 腕や身体の動き（雑音）に弱い
- マイクは血管の上に
- カフ幅は適切に
- モニタ用には使い捨てカバーを

● 電子血圧計のいろいろ

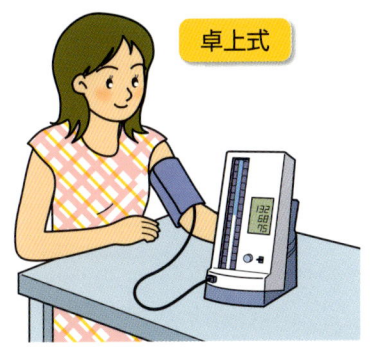

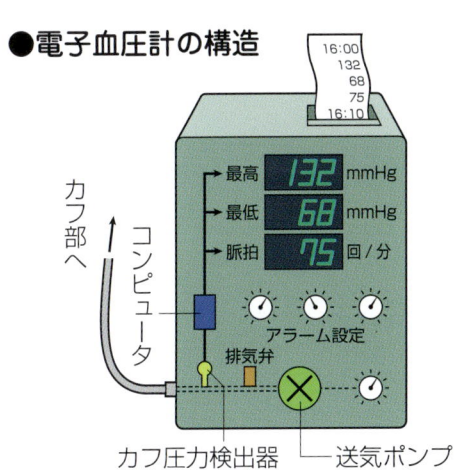

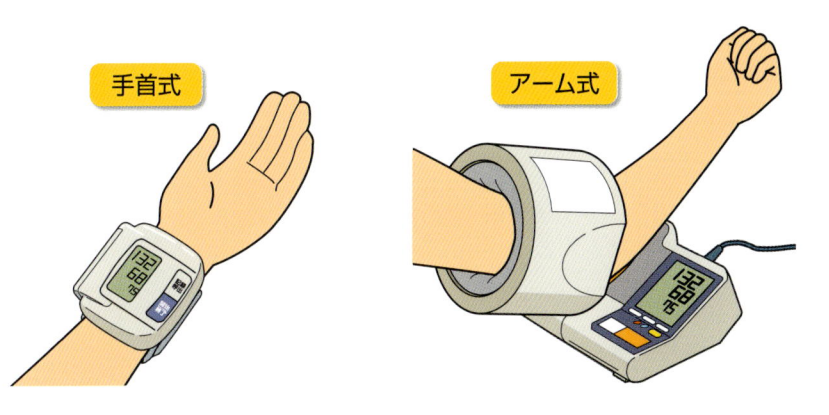

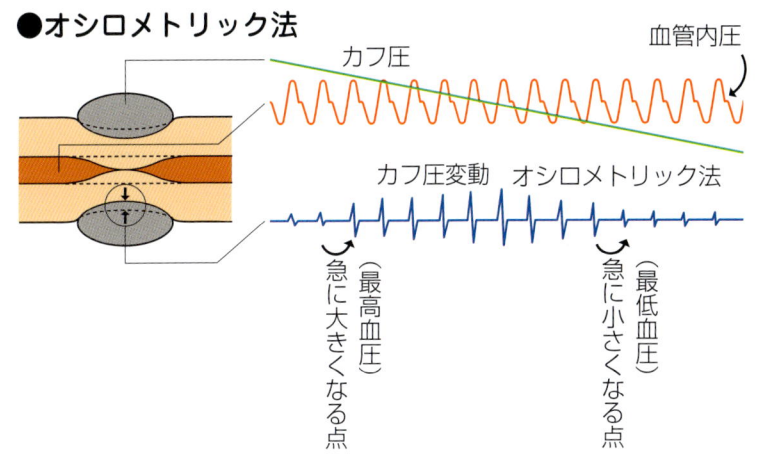

卓上式　　手首式　　アーム式

● 電子血圧計の構造

16:00
132
68
75
16:10

最高　132 mmHg
最低　68 mmHg
脈拍　75 回/分

アラーム設定
排気弁

カフ部へ
コンピュータ
カフ圧力検出器
送気ポンプ

● オシロメトリック法

血管内圧
カフ圧

カフ圧変動　オシロメトリック法

急に大きくなる点（最高血圧）
急に小さくなる点（最低血圧）

> 血圧計

観血式はちょっと複雑です

● 基本構成

動脈針（カテーテル）→接続チューブ→血圧トランスデューサ（最近はほとんどディスポ型）→本体→ディスプレイ→記録器

● セッティング

① 滅菌済みディスポトランスデューサを，右房の高さにセットする（胸厚の1/2または前腋窩線）．
② 加圧バッグに入れた生理食塩液バッグをトランスデューサにつなげ，加圧バッグを300mmHg程度加圧する．
③ トランスデューサとチューブにヘパリン入り生理食塩液（ヘパ生）を満たし，完全に気泡を除去する．
④ トランスデューサの三方コックを開けて（大気開放），モニタ本体のゼロ点ボタンを押す．
⑤ 測定準備OK．大気開放コックを閉じ，生体側のコックを開けて波形を確認する．
⑥ モニタリングラインから動脈採血をした場合は，トランスデューサのフラッシュピンをひっぱって急速フラッシュをする．

● 波形誤差の原因

- なまる（平坦化）：チューブへの気泡混入，動脈針内の凝血などが原因．最高血圧は低く，最低血圧は高く表示される．気泡や凝血をとり除く．
- ズレる：体位変換などにより患者の心臓の高さが変わったのが原因．最高・最低ともに一方向にシフトする．血圧トランデューサの位置を右房の位置に．
- 振動する：チューブ類がブラブラ振動するのが原因．チューブ類をしっかり固定する．振動を止める器具（ダンピング・デバイス）もある．

チェックポイント
- ゼロ点調整が正しい測定のかなめ
- 採血後は急速フラッシングを
- 波形はチューブの中で変形する
- 気泡，詰まりは誤差のモト．適時除去する

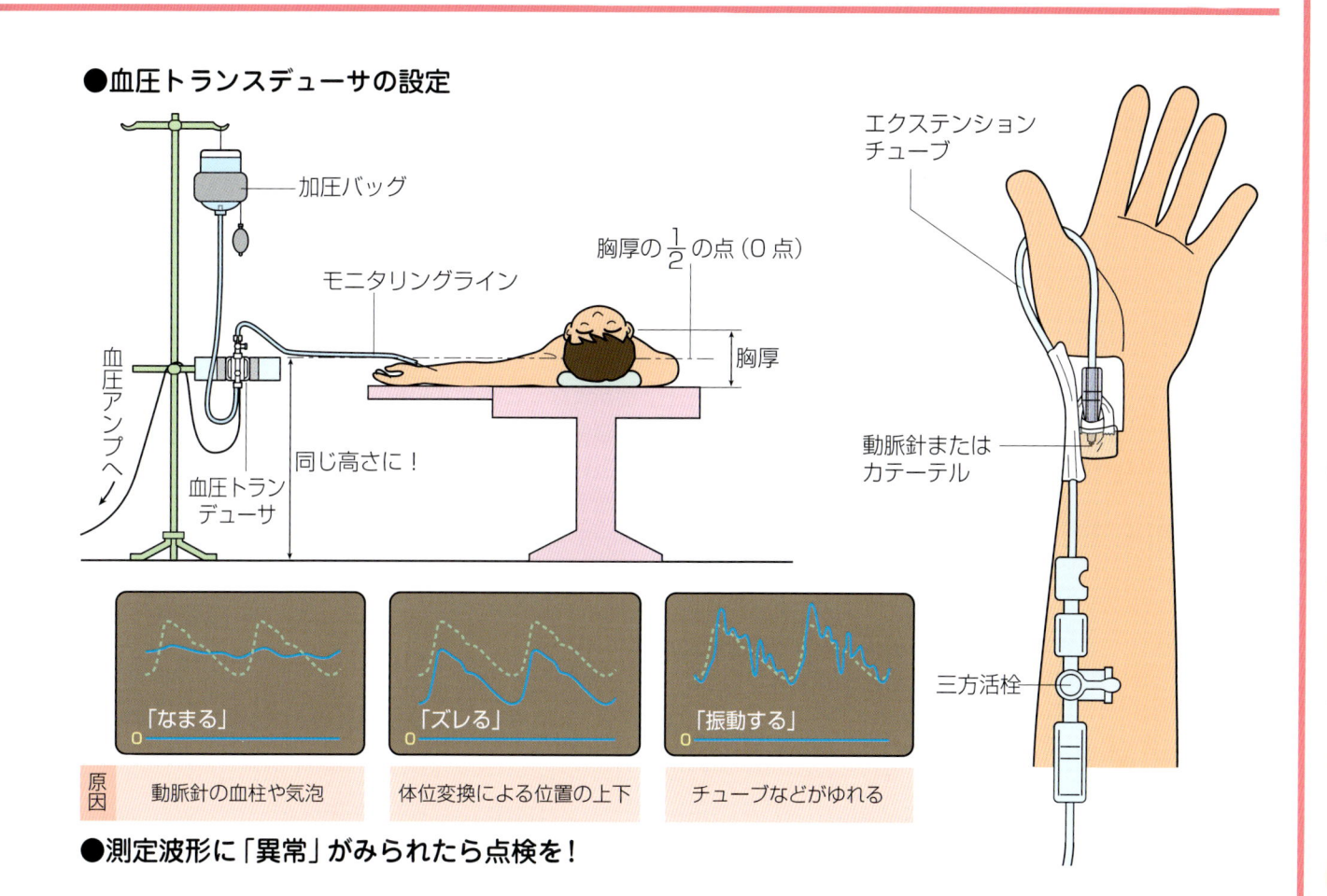

● 血圧トランスデューサの設定

加圧バッグ
血圧アンプへ
モニタリングライン
胸厚の $\frac{1}{2}$ の点（0点）
胸厚
同じ高さに！
血圧トランスデューサ

エクステンションチューブ
動脈針またはカテーテル
三方活栓

「なまる」
原因　動脈針の血柱や気泡

「ズレる」
体位変換による位置の上下

「振動する」
チューブなどがゆれる

● 測定波形に「異常」がみられたら点検を！

医用超音波機器

音でない音・超音波の不思議

● 超音波とは？

周波数が「可聴上限」の 20kHz（20,000Hz）を超えた「無音の音」が超音波．医用画像計測に使われる超音波は，1MHz（1,000,000Hz）以上と，とてつもなく高い．音も高くなると，性質が光に似てくる．

● 医用超音波診断装置

X線では写りにくい腫瘍や心臓弁などの軟部組織を得意とする．しかも害がない．

腹部や乳腺の診断に「断層装置」，胎児心拍を監視する「胎児心音計（分娩監視装置）」，血流の無侵襲計測法の雄「ドプラ血流計」，心臓の壁や弁の動きをリアルタイムで観る「心臓断層装置」，血流計と組み合わせた「2Dドプラ断層装置」など，臨床医療で大活躍．

身体の横断面を観る機械としては，X線CTより歴史は古い．

● エネルギー的利用

超音波メスやネブライザでは振動力として使うので，振幅が大きくとれる 20kHz ぐらいの低い超音波が使われる．血管中の血栓に当てるとバラバラになって溶解することが知られており，血栓溶解用として使う研究も進んでいる．

超音波を一点に集中させるとその部分で大きなエネルギーを発生し，結石を破砕したり，高温加熱によるがん治療などにも利用される．

チェックポイント

● 高い超音波の性質
・広がらずに直進する
・組織の境界で反射する
・生体中では一定速度 1500m/s
・高い超音波は深部に届かない

● 聴こえる音，聴こえない音

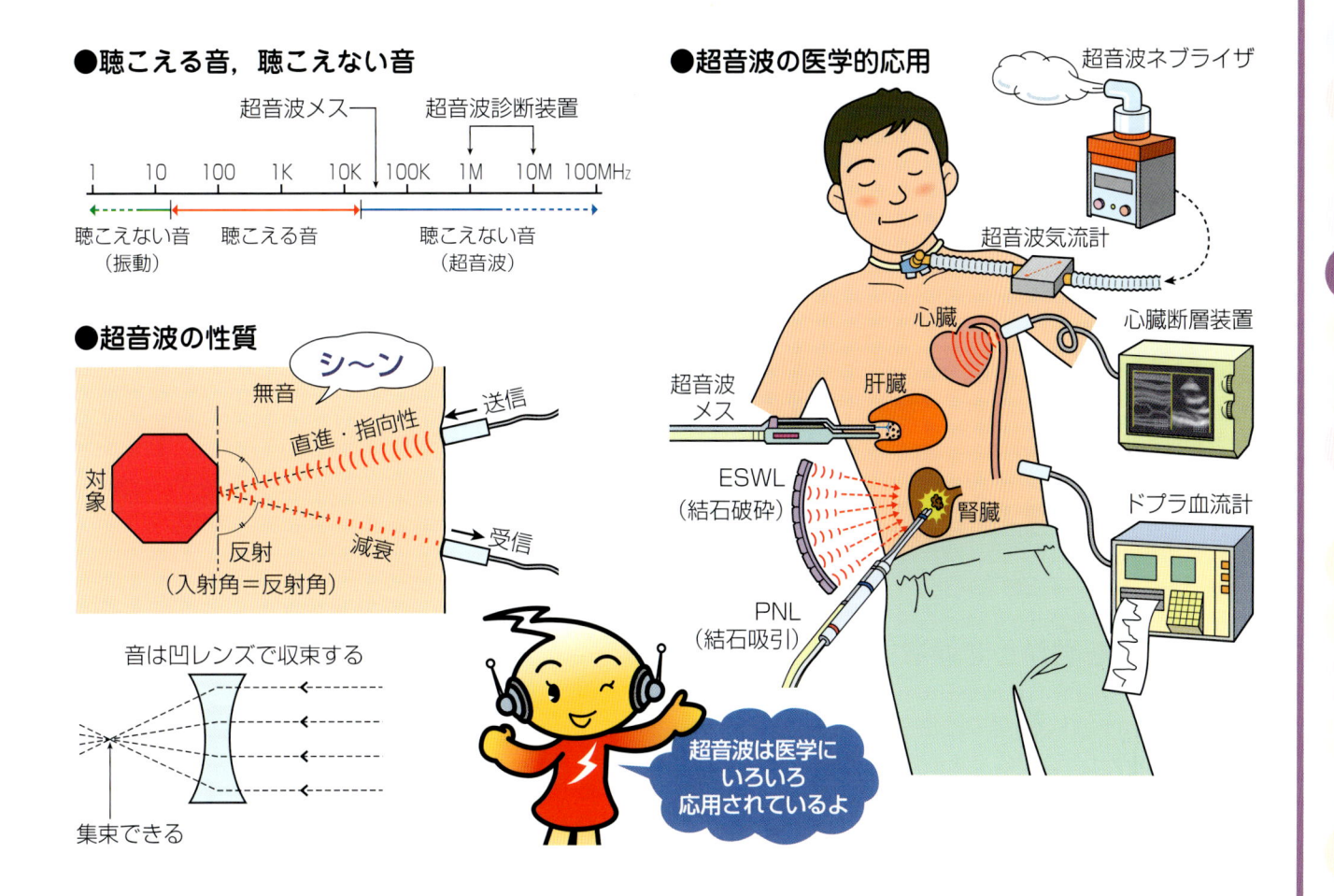

超音波メス　超音波診断装置

1　10　100　1K　10K　100K　1M　10M　100MHz

聴こえない音（振動）　聴こえる音　聴こえない音（超音波）

● 超音波の性質

シ〜ン
無音
対象
直進・指向性
送信
反射
（入射角＝反射角）
減衰
受信

音は凹レンズで収束する
集束できる

● 超音波の医学的応用

超音波ネブライザ
超音波気流計
心臓断層装置
心臓
超音波メス
肝臓
ESWL（結石破砕）
腎臓
ドプラ血流計
PNL（結石吸引）

超音波は医学にいろいろ応用されているよ

医用超音波機器

Bモードは輝いてる！！

超音波画像にはAモード，Bモード，Mモード*がある．まず，Bモードのお話．

● 反射の強いところは明るく

超音波画像は，体表から入射した超音波の，臓器からの反射を検出してつくられる．

反射の強いところからの信号は，ブラウン管上では明るい点の集まりとして表現される．たとえば，結石は明るい光の固まりとして表される．これを，Brightness（輝き）のBをとってBモードと呼ぶ．

● プローブを動かして像を得る

体表のプローブを左右に動かして（これをスキャン：走査という）臓器の全体像を得るのであるが，昔は手で動かしていたが，今は，電子の手で動かす（電子スキャン）．スムーズに動くことと速く動くので，臓器が動いてもよい画像がとれる．

電子スキャンには，超音波がまっすぐ下方に出ていくリニア（直線形）スキャンと，扇状に広がるセクタ（扇形）スキャンがある．

● 心臓はチョット難しい

心臓の動く断層像を得るには，1画面あたり30ミリ秒（千分の30秒）で撮らなければならないのと，肋骨と肋骨の間の狭いところから狙わなければならないので，少し難しい．

* A：Amplitude，B：Brightness，M：Motion

チェックポイント
- Aモードは振幅で診る
- Bモードは濃淡像で診る
- Mモードは動きを追う
- ドプラは流れを表示

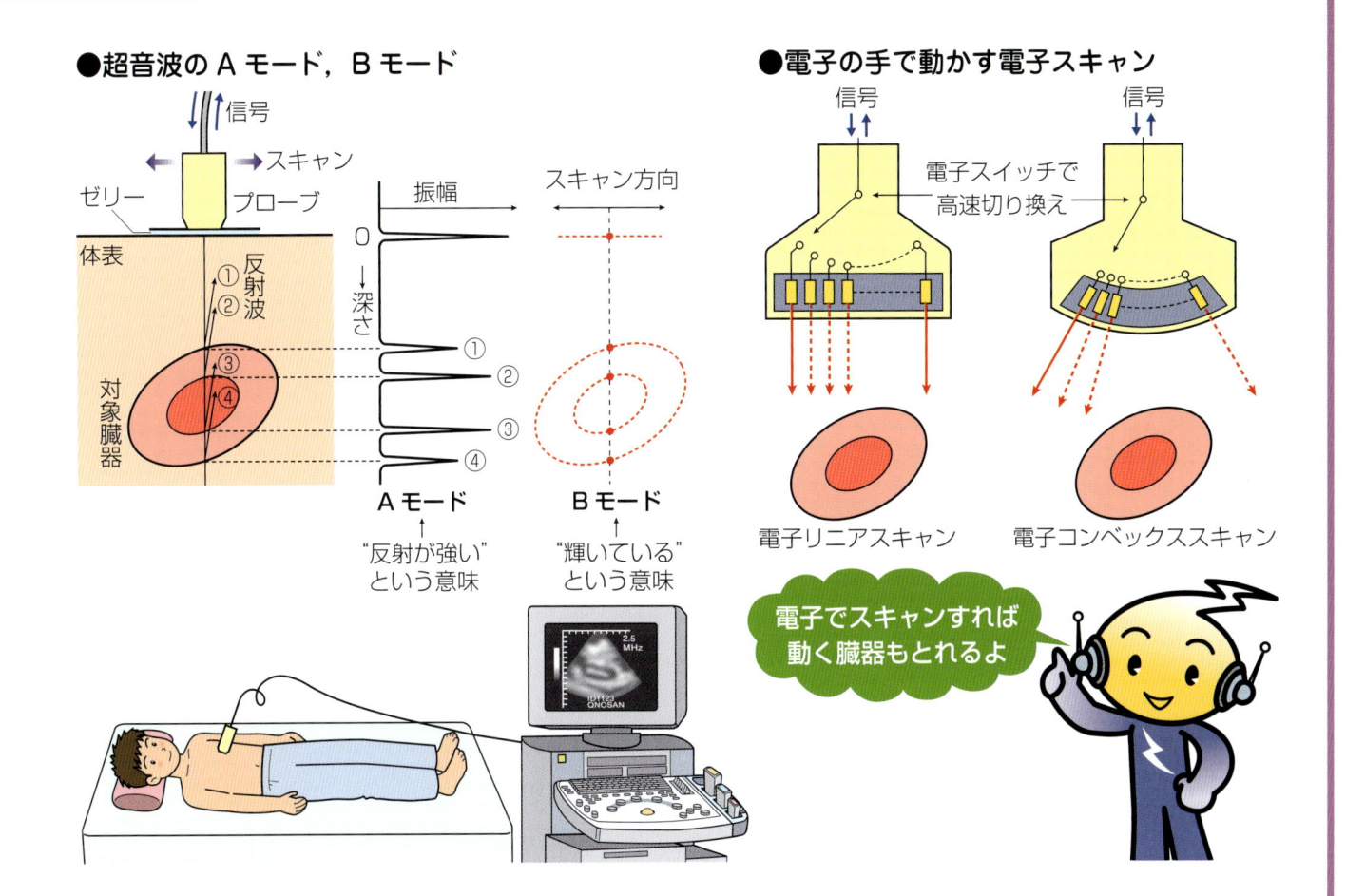

●超音波のAモード，Bモード

- 信号
- ゼリー
- プローブ
- スキャン
- 体表
- 反射波
- 対象臓器
- 振幅
- 0
- 深さ
- スキャン方向
- ① ② ③ ④

Aモード
"反射が強い"
という意味

Bモード
"輝いている"
という意味

●電子の手で動かす電子スキャン

- 信号
- 電子スイッチで高速切り換え

電子リニアスキャン　　電子コンベックススキャン

電子でスキャンすれば動く臓器もとれるよ

医用超音波機器

心臓はMモードと電子スキャンで

● Mモードは弁の動きを追う

　超音波ビームを心臓に入射し，その線上にある反射物からの反射波を受け，これをBモードで表すと，光の点が弁や壁の動きに合わせて上下する．これを，横に時間で移動させると，動き（Motion）を表す画像が得られる．これが，Mモード法である．わが国ではUCGとも呼ばれる．

● 電子セクタスキャンは複雑

　心臓の丸ごとの動きを画像として捉えるには，高速でスキャンできる電子スキャンが必要である．リニアスキャンではプローブが大きすぎ，肋骨にじゃまされて，ところどころしか写らない．
　そこで，細いプローブに短冊状に並べた多数の振動素子から同時に，しかし1本1本少しずつ遅れ時間をつくって超音波を発すると，超音波ビームを扇形（セクタ）に振ることができる．これが，電子セクタスキャンである．この方式だと，すべての振動素子を使えるので，細くても強力な超音波プローブをつくることができる．その結果，肋間から心臓を狙えるようになったのである．
　この技術（「フェースド・アレイ技術」という）の登場で，心臓の動きを，まったく無侵襲で安全に観測することができるようになり，心臓の診断の精度と速度が飛躍的に向上した．この心臓超音波検査は心エコーと呼ばれる．

● 録画はHDDやDVDに

　動く心臓の動画はハードディスク（HDD）レコーダやDVDレコーダに録画され，診断の用に供せられる．

チェックポイント
- ●超音波は無害・無侵襲
- ●Mモードは手軽な定点観測法
- ●心エコー法は循環器診断法の雄
- ●セクタスキャンは高価だが超有用

●Mモード法は定点の動きの観測

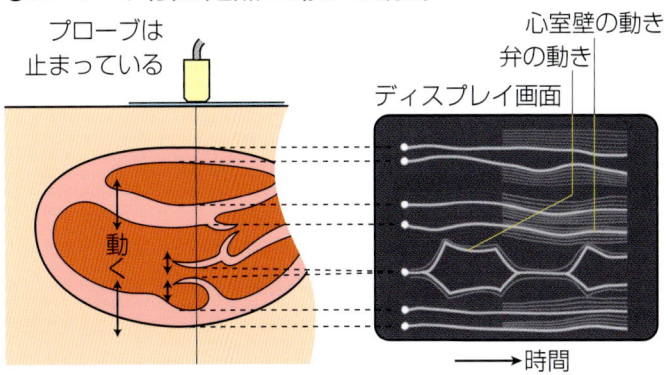

プローブは
止まっている

心室壁の動き
弁の動き
ディスプレイ画面

動く

→時間

●電子セクタスキャンで心臓の動きをみる

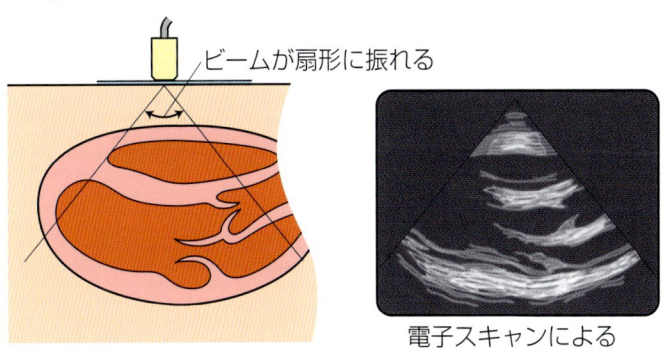

ビームが扇形に振れる

電子スキャンによる
心臓断層図

●電子セクタスキャンは超音波の時間差攻撃

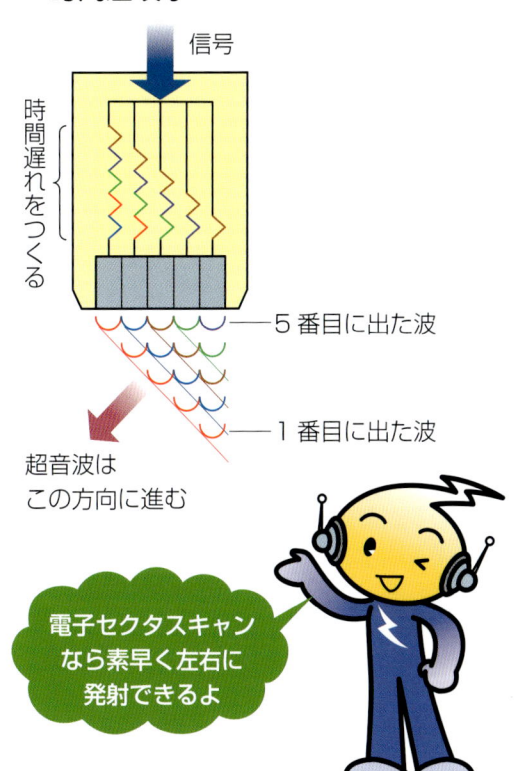

信号

時間遅れをつくる

5番目に出た波

1番目に出た波

超音波は
この方向に進む

電子セクタスキャン
なら素早く左右に
発射できるよ

医用超音波機器

ドプラは速度測定の"合い言葉"

● ドプラって何？

「動いているものから出る音(波)は，音程(周波数)が変わって聞こえる」というのがドプラ現象(ドプラ効果)．いろいろな速度計測に応用されている．

● "ネズミ捕り"もドプラ？

向かってくる自動車に電波をぶつけると反射してくる．車が動いているので，反射電波はドプラ効果によって周波数が変わる．どのくらい変わったかで速度が割り出せる．スピード違反取り締まりの新兵器"ネズミ捕り"の原理である．

野球選手の投球速度の計測装置(スピードガン)も同じ原理．

● 血流計測はドプラの独壇場

体表から血管に超音波を発射すると，血液中の血球からも反射してくる．血球は動いているので，反射した超音波は周波数が変わる．

この変化を測れば，血球の速度，すなわち血流速度がわかる．超音波ドプラ血流計である．

切らずに(無侵襲で)血流波形がわかる画期的な計測法である．

● 2Dドプラで心内血流を画像化

超音波心臓断層法にドプラ血流計を組み合わせて，心内血流速度分布図が見られるようにした装置を2D(2次元という意味)ドプラ断層装置という．血流のある部分を赤や青で表示するので，カラードプラとも呼ばれる．心臓疾患診断のための最強武器である．

チェックポイント
●近づく音は高めに聞こえる
●血流での変化周波数は1万分の1
●胎児心拍計もドプラ効果の応用
●月ロケットの速度もドプラ効果で

●動いている音は高さが変わる（ドプラ）

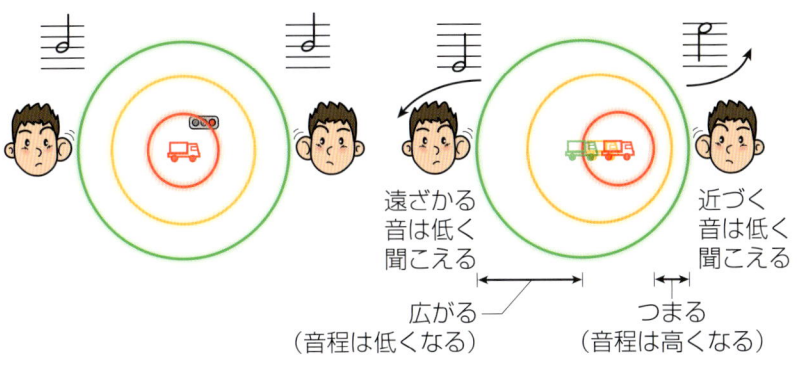

遠ざかる音は低く聞こえる
近づく音は低く聞こえる
広がる（音程は低くなる）
つまる（音程は高くなる）

●反射超音波の周波数変化（Δf）から血流速度を測る超音波ドプラ血流計

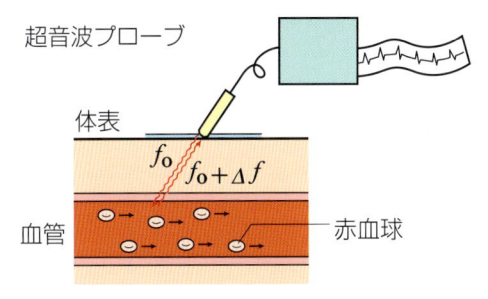

超音波プローブ
体表
f_0
$f_0 + \Delta f$
血管
赤血球

●ドプラ効果の応用

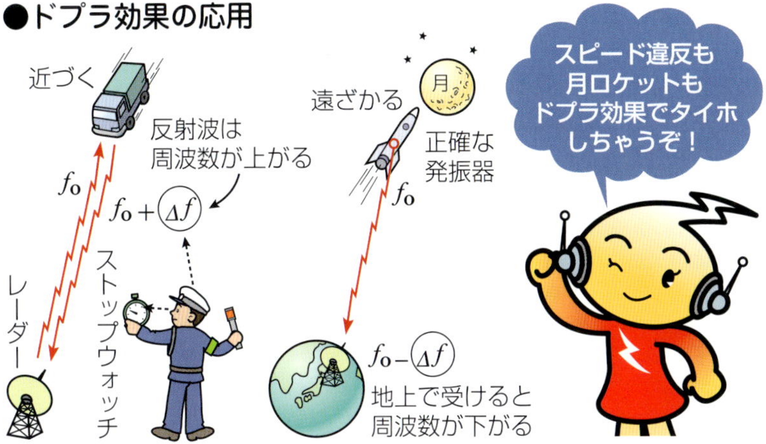

近づく
反射波は周波数が上がる
f_0
$f_0 + \Delta f$
レーダー
ストップウォッチ

遠ざかる
月
正確な発振器
f_0
$f_0 - \Delta f$
地上で受けると周波数が下がる

スピード違反も月ロケットもドプラ効果でタイホしちゃうぞ！

●2Dドプラ断層装置

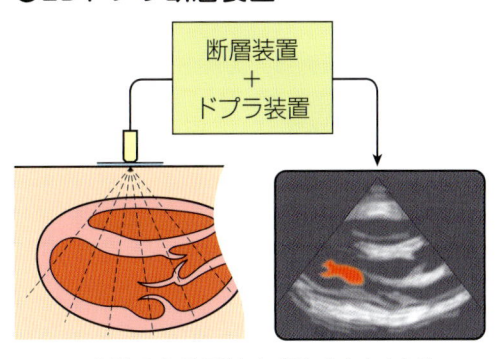

断層装置 + ドプラ装置

血流のある所は赤（近づく方向）や青（遠ざかる方向）で表示される

CT

X線CTは"方程式"で絵を描く？？

　X線CTが登場してすでに40年．これなくして現代医療は成り立たない「切らない解剖機械」である．

● CTはコンピュータ？

　CはComputer (Computed) で，TはTomography (断層法) のこと．日本語では"コンピュータ断層法"と呼ばれる．

　従来のX線撮影は，X線を透過させ，骨による影を写していた．CTではコンピュータの助けを借りて，輪切り像（断層像）を写し出せる．

● 方程式で絵を描く？

　CTは，細いX線ビームを回転させながら透過させ，多元連立1次方程式をコンピュータで解きながら，透過面の各部のX線吸収率を求めて，その大小を濃淡で表した輪切り像を得るのである．

　なお，脳の2mm四方位の微小部分のX線吸収率を知るには，5000個以上の方程式を連立させて解かなければならないのでコンピュータの助けが必要なのである．

● X線CTの進化

　CTでは，X線管と検出器を，頭や身体の周囲を一周ぐるっと回して信号をとらなければならない．初期のCTでは1枚の画像をとるのに5分もかかったが，現在では技術の進歩により1～2秒でできるようになっている．

　また，患者をのせた検査テーブルをゆっくりと動かしていくと，連続的に全身の輪切り像をとることができる．これをヘリカルスキャン方式という．

チェックポイント
- CTの本体は大きなコンピュータ
- 方程式を解いて吸収率を求める
- 各部の吸収率の違いが画像になる
- X線の出し方受け方はいろいろ

●X線CTの仕組み

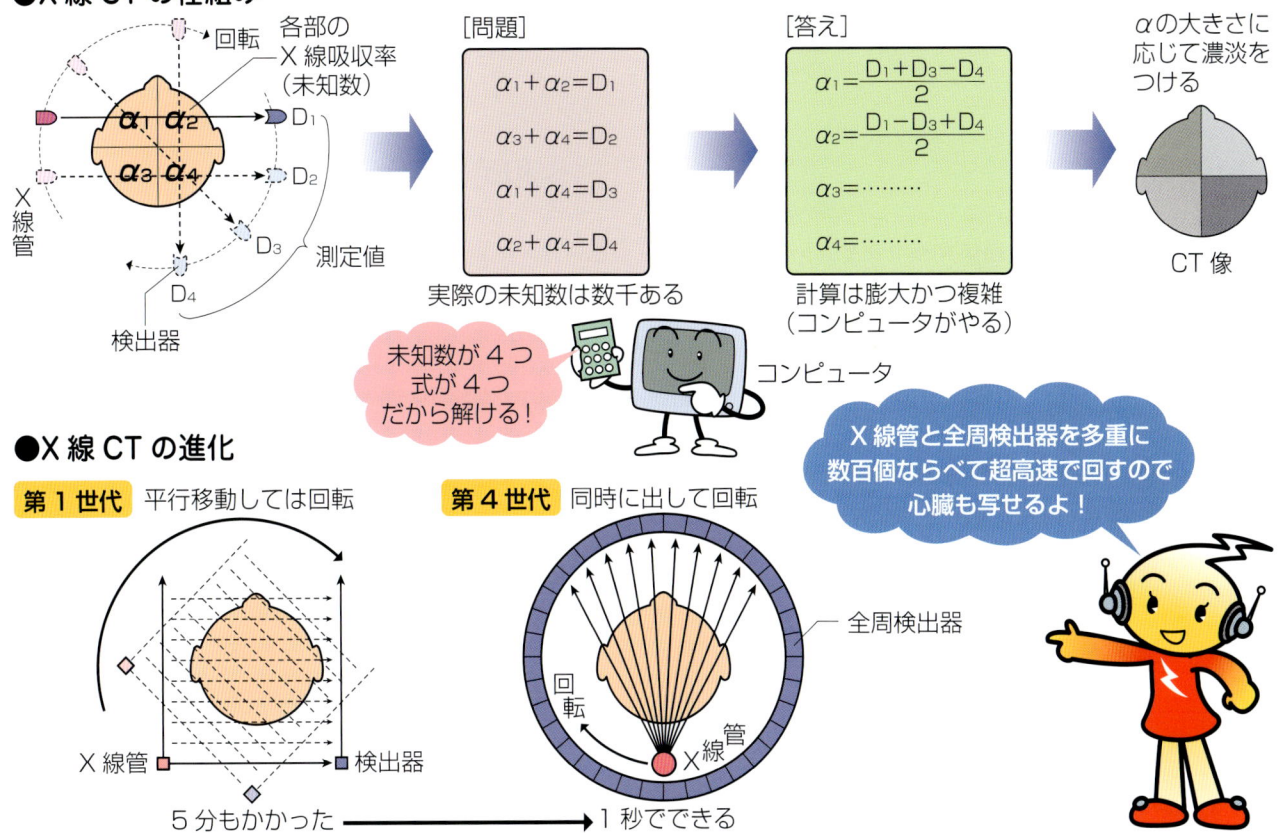

回転
各部のX線吸収率（未知数）
X線管
検出器
測定値

[問題]
$$\alpha_1 + \alpha_2 = D_1$$
$$\alpha_3 + \alpha_4 = D_2$$
$$\alpha_1 + \alpha_4 = D_3$$
$$\alpha_2 + \alpha_4 = D_4$$

実際の未知数は数千ある

[答え]
$$\alpha_1 = \frac{D_1 + D_3 - D_4}{2}$$
$$\alpha_2 = \frac{D_1 - D_3 + D_4}{2}$$
$$\alpha_3 = \cdots\cdots$$
$$\alpha_4 = \cdots\cdots$$

計算は膨大かつ複雑（コンピュータがやる）

αの大きさに応じて濃淡をつける

CT像

未知数が4つ
式が4つ
だから解ける！

コンピュータ

●X線CTの進化

第1世代 平行移動しては回転
X線管　検出器
5分もかかった

第4世代 同時に出して回転
全周検出器
回転
X線管
1秒でできる

X線管と全周検出器を多重に数百個ならべて超高速で回すので心臓も写せるよ！

75

CT

磁気でも絵が描ける？　MRI

● MRI も CT ?

　MRI は Magnetic Resonance Imaging（磁気共鳴画像法）のこと．昔は NMR-CT（核磁気共鳴コンピュータ断層法）と呼ばれたように，CT の 1 種である．磁気を利用して，身体の断面図を写す機械である．

● どうやって磁石で絵をつくる？

　強い静磁界中で，生体にぐるぐる回る磁界をかけると，小さな磁石である水素原子がコマのようにユラユラと回転しだす（これが共鳴）．急に回転磁界を取り去ると，回転している水素原子は互いにぶつかりながら電波を外部に放出しながら元に戻る．

　場所によって静磁界の強さを変えておく（傾斜磁界をかける）と，出てくる電波の周波数が違うのでどの場所から出てきたかわかる．そこで，検出される電波の強さと周波数から，コンピュータの計算により身体のどの部分にどのくらいの水素原子，すなわち水分があるかの分布図画像が描けるわけである．これが MRI 像である．

● 緩和時間像とは？

　回転する水素原子のコマが元に戻る速度を「緩和時間」という．組織の成分によって緩和時間が違う．緩和時間の分布を画像化したものが緩和時間像である．がんの診断に有効である．

● 強力磁場は超伝導磁石で

　MRI には強い磁場が必要だが，これをつくり出す電磁石には大きな直流電流を流さなければならない．金属は絶対零度（-273℃）付近に冷やすと，ほとんど抵抗がなくなり，大電流が流れるようになる．これを超伝導という．MRI では液体ヘリウムで電磁石を極低温に冷却している．

チェックポイント
- 強力でも磁界は基本的には無害
- MRI 像は体内水分の分布図
- 緩和時間像でがんの診断も
- 鉄でできた物は持ち込み厳禁

● 磁石は水素原子をふりまわす

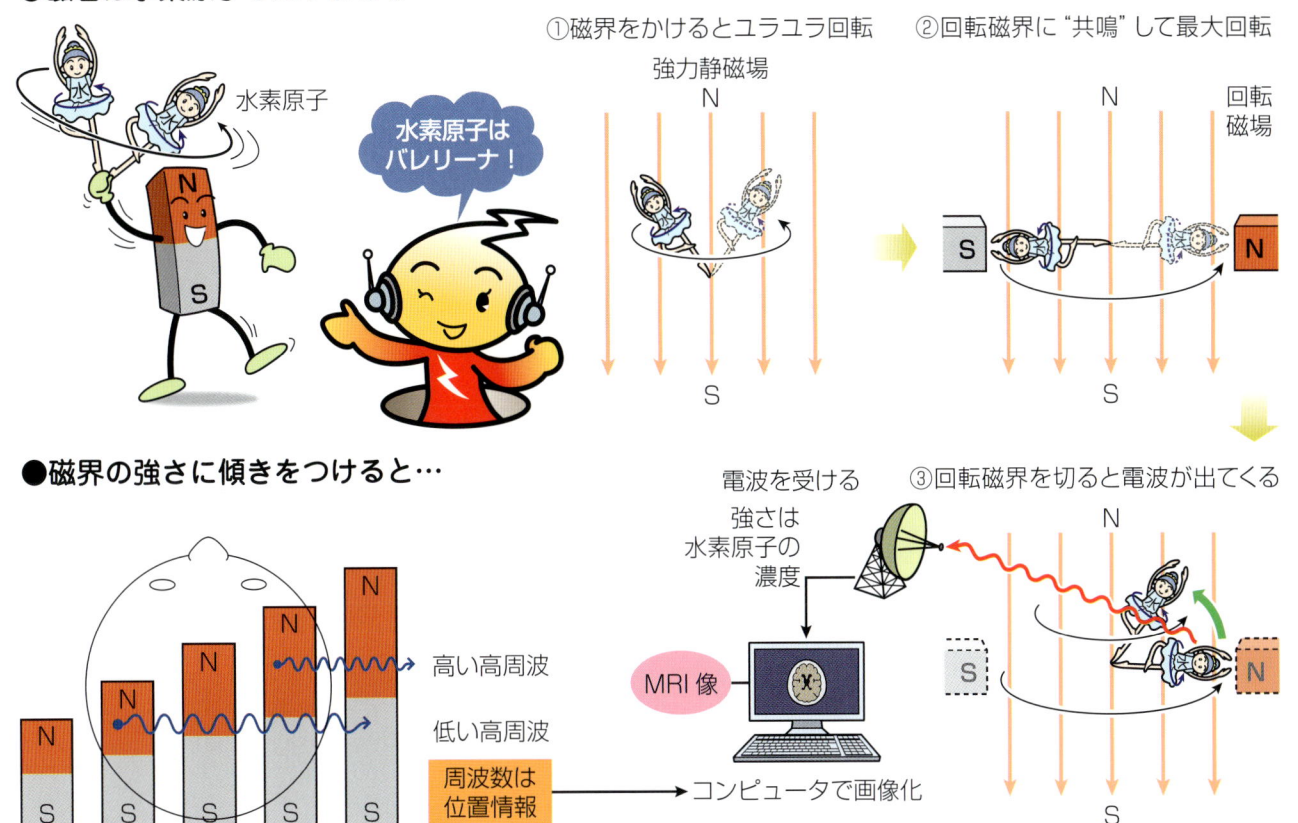

水素原子

水素原子はバレリーナ！

① 磁界をかけるとユラユラ回転

強力静磁場

② 回転磁界に"共鳴"して最大回転

回転磁場

● 磁界の強さに傾きをつけると…

高い高周波
低い高周波

周波数は位置情報

電波を受ける強さは水素原子の濃度

MRI像

→ コンピュータで画像化

③ 回転磁界を切ると電波が出てくる

77

CT

MRIの強力磁石パニック

　MRIでは，最大2テスラ（2万ガウス）の強力な磁石を使う．磁石は身体には無害なのだが，副次的にいろいろな危険を引き起こす．

● 鉄製金属持ち込み禁止

　MRI室に，ドライバ（ネジ回し）を持ち込むと強力磁石に引っ張られて"ミサイル"と化す．鉄製消火器もダメ．すべての鉄製品はMRIの敵．

● ペースメーカ患者入室禁止

　ペースメーカは強力磁界中で誤動作を起こしたり破壊されたりする．また，リード線に電圧が誘起されてミクロショックが起こりうる．体内金属も危ない．ヘモクリップが引っ張られて大量出血の事故もあった．

● 磁気カード，時計に注意

　胸ポケットのキャッシュカード，定期券，診察券，みんなダメになる．針式時計もダメ（デジタルは平気だが，鉄製部分があれば持ち込み不可）．

　また，ガントリー部（頭や身体が入る部分）に頭を入れると，頭についたヘアピンやナースキャップの安全ピンなどは，ガントリー内側に貼りついてとれなくなり，画像が乱れて検査ができなくなる．

● 金属は発熱する

　MRIでは回転磁場をつくり出すため電磁波が使われるが，金属に吸収されると発熱する．患者が金属に触れているとヤケドを起こす．

チェックポイント
- 患者に注意と同時にナースにも
- 入室前に入念な点検が必要
- 高周波による体温上昇にも注意
- 部屋の外への影響も考慮に

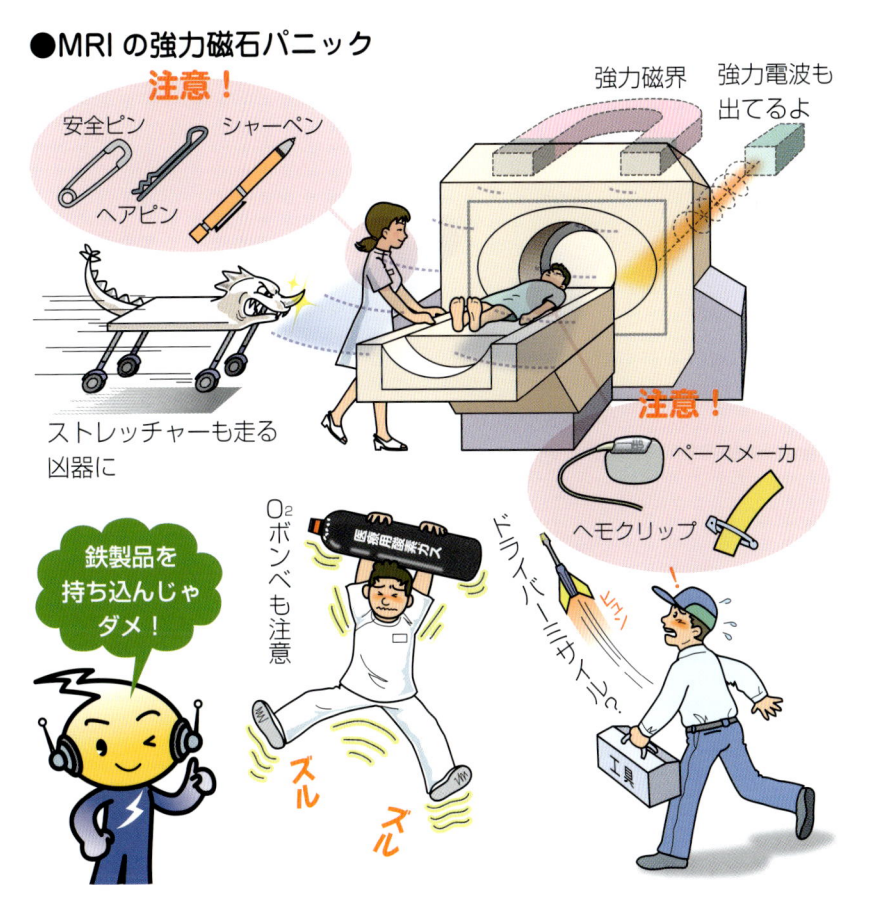

●MRIの強力磁石パニック

注意！
- 安全ピン
- ヘアピン
- シャーペン

強力磁界
強力電波も出てるよ

ストレッチャーも走る凶器に

注意！
- ペースメーカ
- ヘモクリップ

鉄製品を持ち込んじゃダメ！

O₂ボンベも注意

ドライバーｍｍｍｍｍｍ…

●金属探知器で点検

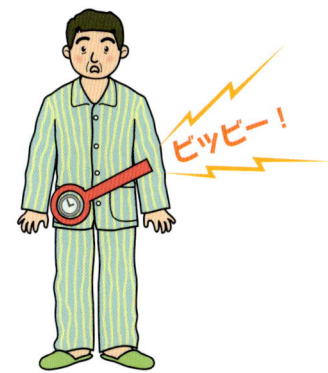

ビッピー！

●持込禁止サイン

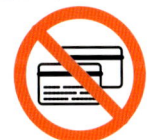

🚫 磁気記録媒体：クレジットカード　キャッシュカード

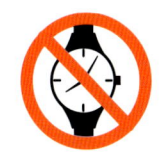

🚫 電子機器：時計　計算器

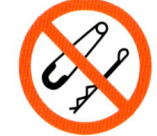

🚫 金属物：安全ピン　ヘアピン

CT

ペットもいるよ，CT いろいろ

🟡 ガンマカメラ

ガンマ線を発する放射性物質（ラジオアイソトープ）をブドウ糖などにくっつけて入れると，肝臓などの臓器に集まり，そこからガンマ線を発する．

これを検出して臓器の画像を得るのがガンマカメラ．物質代謝の様子がわかる．

🟡 ガンマ線 CT（SPECT）

ガンマカメラと同様に，体内から出てくるガンマ線を，カメラを患者の周囲をグルッと回してとり，コンピュータで画像構成すると，断層像が得られる．シングル・フォトン・エミッション・CT（SPECT）と呼ばれる．

🟡 ポジトロン CT（PET）

陽電子（ポジトロン：プラスの電気をもった電子）をもった物質を体内に入れると，マイナスの電子と衝突して物質消滅が起こり，互いに反対方向に2本のガンマ線を放出する．

これを検出しコンピュータで画像化するのがポジトロン・エミッション・トモグラフィで通称"ペット"と呼ばれる．

物質代謝が画像化できるので，脳の研究や認知症の診断にも使えるそうだ．

また，ブドウ糖をポジトロン放出核種ラベリングすると，代謝の激しいがん組織に集中するので，全身のがんの転移などの診断に使える．

チェックポイント
- ガンマ線は電磁波の一種
- X線 CT より分解能は悪いが代謝がはかれる
- 形態より機能の検査が主目的
- ポジトロン放出核種は特殊設備で造る

● ガンマカメラの原理

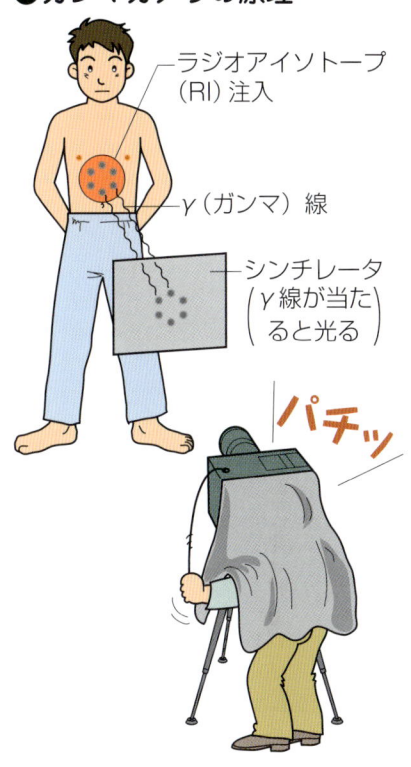

- ラジオアイソトープ (RI) 注入
- γ (ガンマ) 線
- シンチレータ (γ線が当たると光る)

パチッ

● ペット (PET) の原理

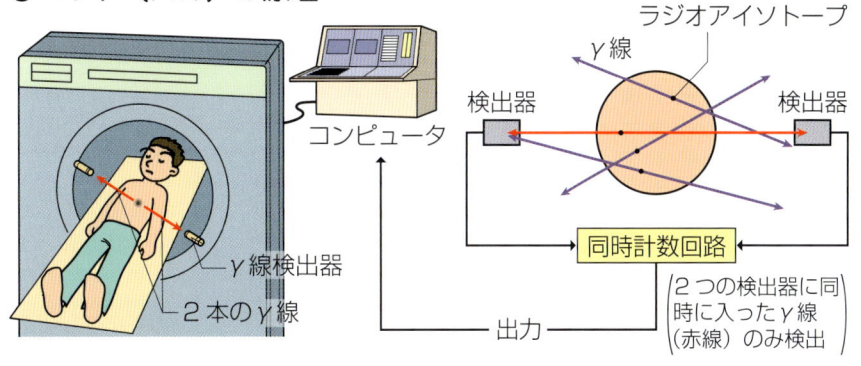

- γ線検出器
- 2本のγ線
- コンピュータ
- ラジオアイソトープ
- γ線
- 検出器
- 同時計数回路
- 出力
- (2つの検出器に同時に入ったγ線 (赤線) のみ検出)

かわいくないのにペットっておかしいね

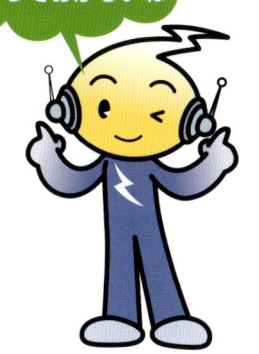

● PETによるがんの診断

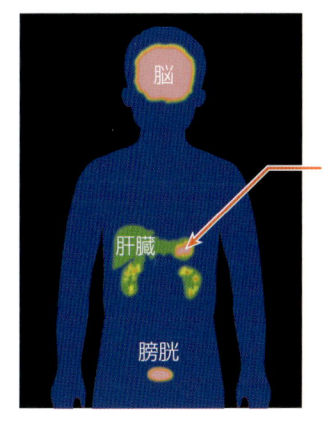

- 脳
- 異常集積
- 肝臓
- 膀胱

除細動器

ブルブル心臓にはドカン1発がよく効く

● 除細動器とは

　ブルブルと心室が細動を起こし，5分続くと脳が壊死しはじめ，10分続くと心臓自身が壊死しはじめる．心室細動は，発見しだい，ただちに治療しなければならない．

　こんな心臓に大電流を一気に流し，心臓全体を一瞬感電させ，バラバラに動いている心筋をすべて収縮させるのが除細動器（Defibrillator）の役目．

● 単相性と二相性

　除細動器の中身は，数千Vの直流電圧を蓄えるコンデンサ（電気を一時的にためる部品），これにたまったエネルギーを一瞬に放出するための波形整形部からなる．刺激電極から身体に加えられる電圧波形はその形から単相性（モノフェージック）と二相性（バイフェージック）に分けられる．初期のころの除細動器は単相性でそのピーク電圧も5000V近くと大きかったが，最近のものは二相性で，ピーク電圧も2000V以下と小さい．

　放出エネルギーはジュール（J）で表されるが，市販除細動器は0～360Jを出力できる．

● 除細動器は恐くない

　数千Vという高電圧を扱う機器なので，取り扱いは慎重にしなければならないが，電極金属面に触れなければ大丈夫．過度の恐怖感は無用．正しい取り扱い法を身につけよう．心室細動患者の唯一の救命手段なのだから．

チェックポイント
- ●「デフ」とも呼ばれる
- ●出力はジュール（J）で表示
- ●充電式は常時充電ステーションに
- ● AEDはほとんど二相性

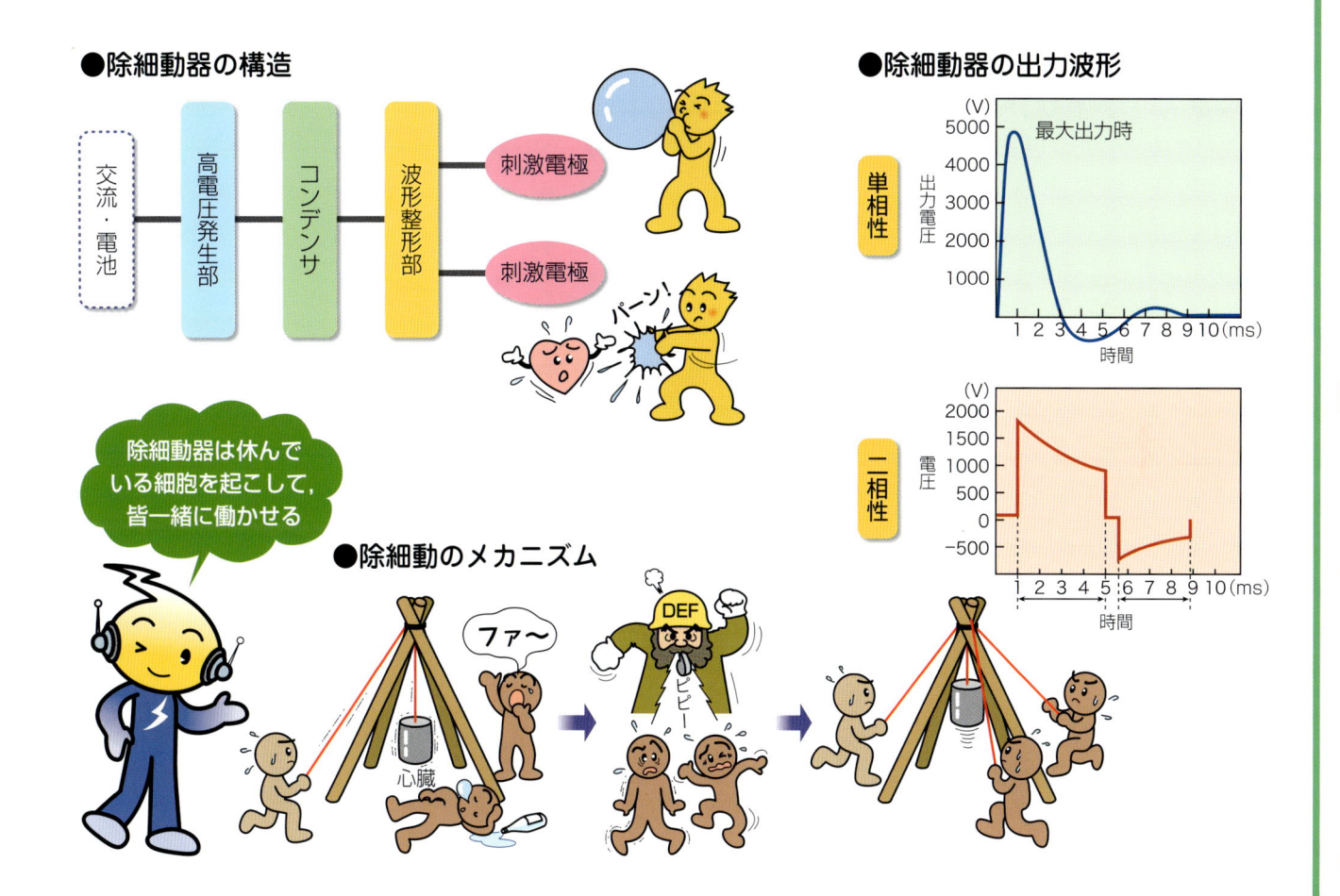

●除細動器の構造

交流・電池 — 高電圧発生部 — コンデンサ — 波形整形部 — 刺激電極 / 刺激電極

●除細動器の出力波形

単相性：最大出力時（出力電圧 V、時間 ms）

二相性（電圧 V、時間 ms）

除細動器は休んでいる細胞を起こして，皆一緒に働かせる

●除細動のメカニズム

ファ〜

心臓

DEF

パーン！

[除細動器]

AED は誰でも使える除細動器

　AED（Automated External Defibrillator）は，心電図を自動解析し，自動的にエネルギーを充電し，操作者が通電ボタンを押すと通電する救急用除細動器で，「自動体外式除細動器」と呼ばれる．

● AED の準備
　AED のフタを開けると，自動的に電源がオンになる．

● 電極パッドの貼り付け
①患者の衣服をはだけて胸部を露出する．
②電極パッドを袋を破って取り出し，イラストに描かれたように右胸上部と左胸下部に貼り付ける．

● 心電図の自動解析
　患者から離れて，AED が患者の心電図を自動解析するのを待つ．自動解析の結果，除細動が必要な場合は自動的にエネルギーが充電される．

● 通電ボタンを押す
　周囲の人が離れていることを確認して音声の指示に従って通電ボタンを押す．通電後，AED は再び心電図の自動解析を行い，必要な手順を発声で指示する．

● 後片付け
　すべての処置が終了した後，予備の電極を差し込んで，所定の位置にしまう．バッテリーインジケータを確認し，次回に備えて収納する．

チェックポイント
- 心肺蘇生法の訓練を
- すべては音声メッセージの手順に従って
- 小児には小児用電極パッドを使う
- バッテリーインジケータは毎日点検

● AEDの操作手順

AEDの準備

電源ボタンを押す

AEDと通電電極

通電ボタンを押す

（心電図の自動解析）

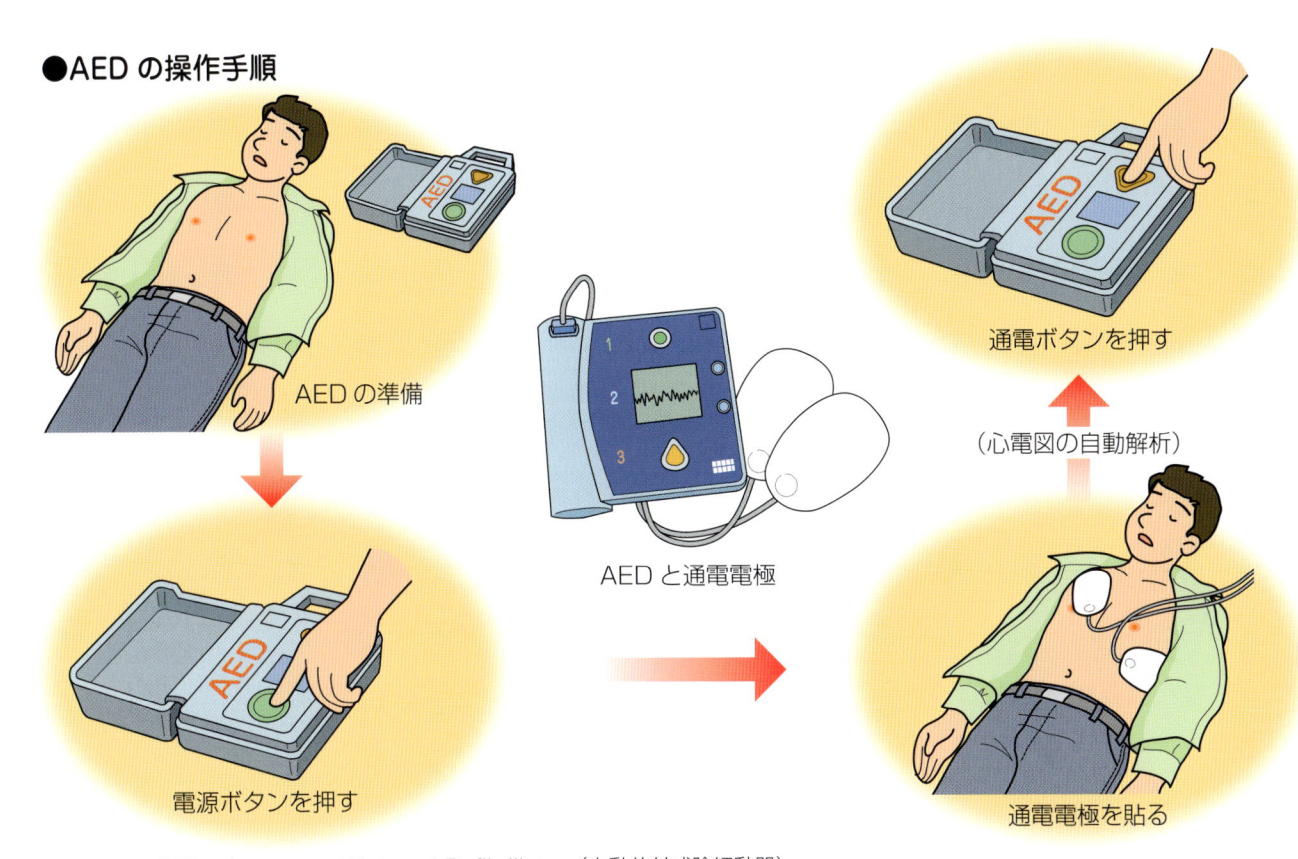

通電電極を貼る

AED：Automated External Defibrillator（自動体外式除細動器）
　　　心電図を自動解析し，自動的にエネルギーを充電し操作者の通電ボタン操作で通電する救急用除細動器

除細動器

おっと，その手ちょっと待った！！

手動式除細動器のトラブル対処法．

●感電に注意
①素手で患者に触らないこと．
②電極面に不注意に触れないこと．
③はみ出たペーストに指が触れていないか．
④パドルを持つ手の指は全部縮めて．
⑤操作者，介助者はゴム手袋を．

●熱傷に注意
①電極ペーストをよくすり込む．
②電極は力いっぱい押しつける．
③電極の下にアルコール綿があると発火する．
④小児用電極では小さいエネルギー設定を．

●無効刺激に注意
①熱傷はエネルギーを食ってしまう．
②電極間が小さすぎると中まで電流が入らない．
③濡れた体表は電流をショートしてしまう．

●モニタ破壊にも注意
①除細動保護付マークのものなら安心．
②それ以外は患者コードコネクタをモニタから抜く．

●R波同期スイッチ
　心房細動除去のために心電図のR波に同期させて出力を放出するためのスイッチ．心室細動除去のときは，必ずオフにセットする．

チェックポイント

●「出力が出ない」チェックポイント
・内蔵バッテリーの充電は十分か
・充電完了のランプはグリーンか
・R波同期スイッチはオフか
・すぐ別の電極，除細動器を用意

● 除細動パルスの漏れによる電気ショック

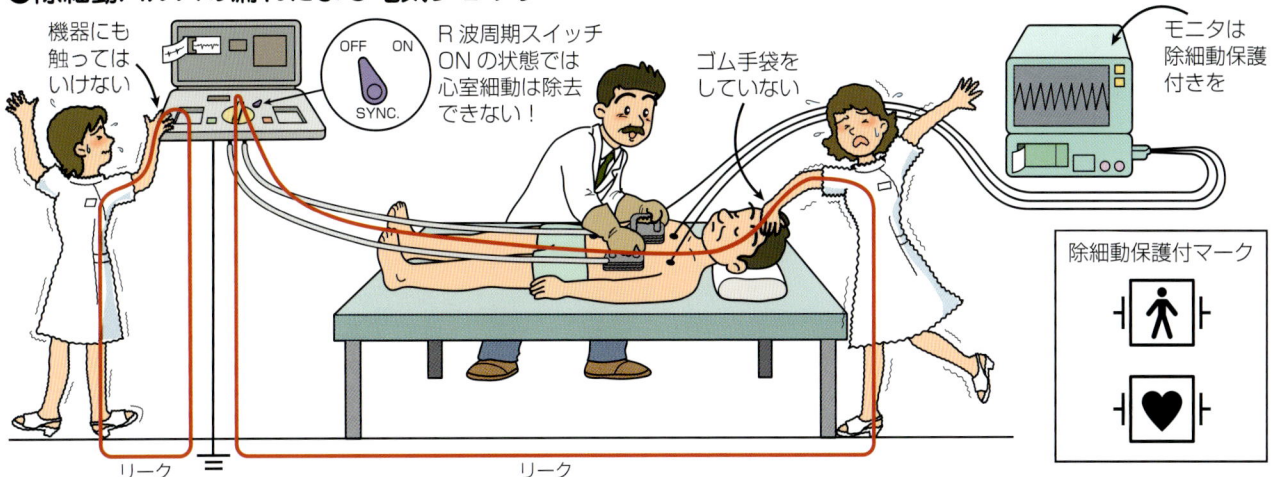

機器にも触ってはいけない

R波周期スイッチONの状態では心室細動は除去できない！

ゴム手袋をしていない

モニタは除細動保護付きを

OFF / ON / SYNC.

リーク　　リーク

除細動保護付マーク

● パドルの間隔が近すぎても遠すぎても効果なし

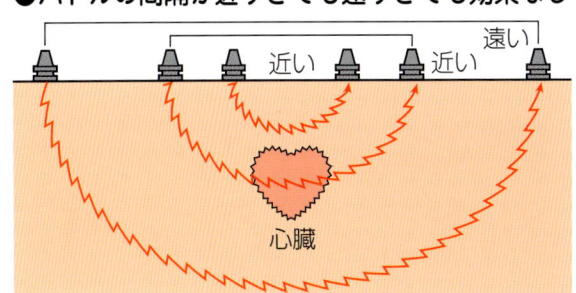

遠い　近い　近い

心臓

● アルコール綿の残り注意

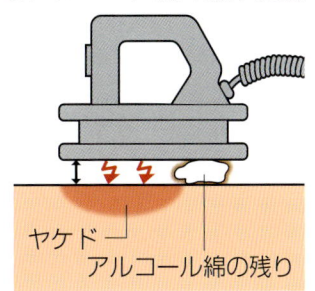

ヤケド
アルコール綿の残り

● ペーストのはみ出し注意

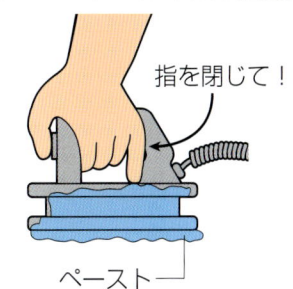

指を閉じて！

ペースト

87

ペースメーカ

ペースメーカは産地直送宅配便

● ペースメーカとは？
　心臓を動かす指令信号を出すのが洞結節，これを心臓全体に伝えるのが刺激伝導系（興奮伝達系）．これらが不良になると，心臓はうまく動かなくなる．洞結節と刺激伝導系の代行を行うのが(心臓)ペースメーカである．電気刺激をつくる発振器（ジェネレータ）と，これを伝える電極リード，先端の刺激電極からなる．

● デマンド機構とは？
　心室刺激の場合，期外収縮などで自発心電図R波が生じたときにもかまわずペーシングすると，ペーシングパルスがT波の上に乗って心室細動が誘発されることがある (pulse on T)．
　これを避けるために，自発心電図波を探知し，次のペーシングを休む機構をデマンド機構という．ほとんどのペースメーカはこの機構を備えている（心電図アンプを内蔵）．
　なお，「デマンド(demand)」とは「要求」という意味で，「デマンド型ペースメーカ」とは「心臓の要求があったときのみペーシングするペースメーカ」である．

● 様式いろいろ
　ペースメーカには使用方法や仕組みによってさまざまな種類がある．
・使用様式：植込み式と体外式（携帯式）
・電極様式：カテーテル電極と心筋電極
・刺激様式：双極刺激と単極刺激
・出力様式：定電圧型と定電流型

チェックポイント
● 原理・仕組みを理解しよう
● 用語を覚えよう
● 刺激電圧は数ボルト
● 刺激時間は千分の1秒以下

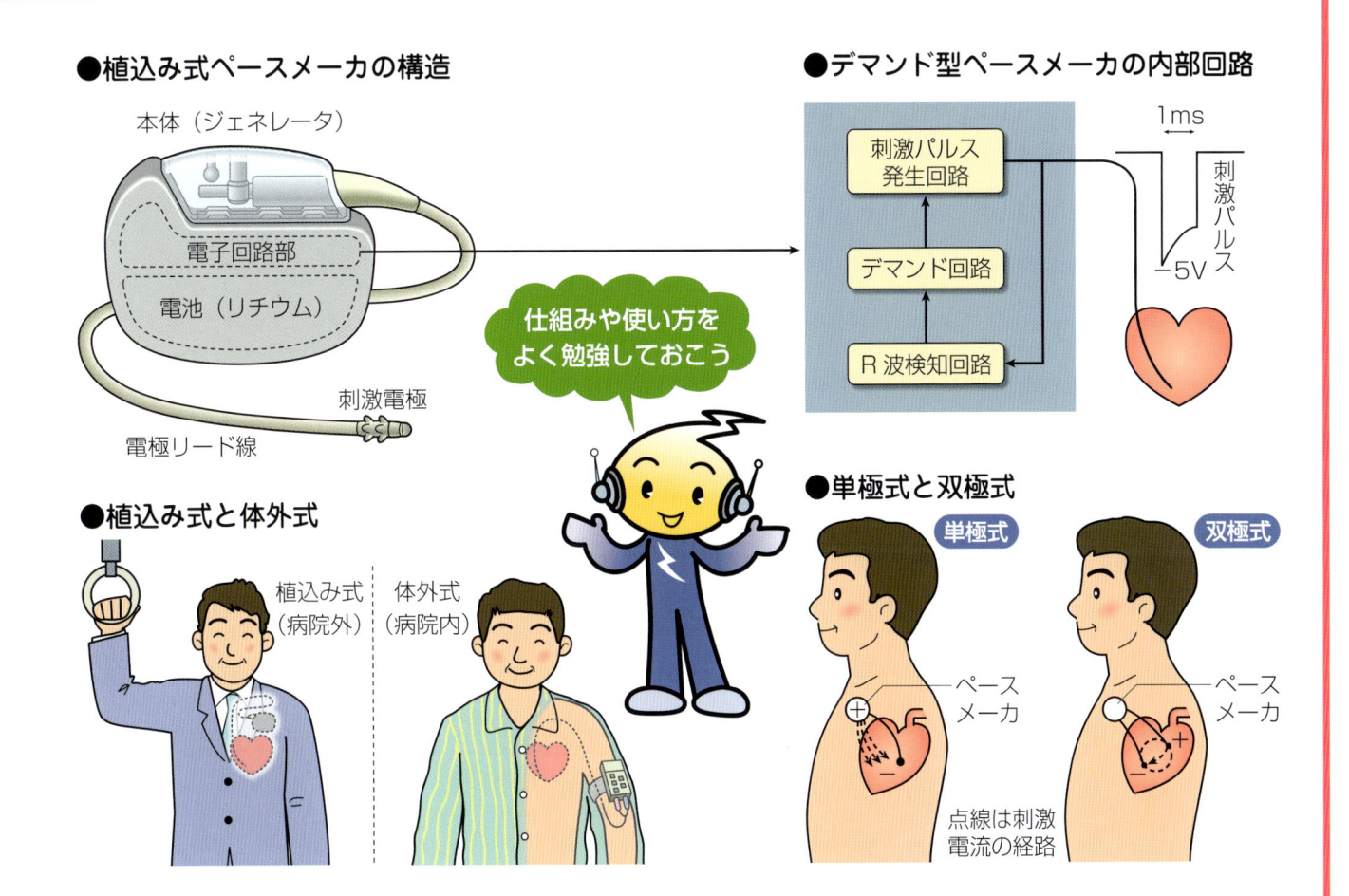

●植込み式ペースメーカの構造

本体（ジェネレータ）
電子回路部
電池（リチウム）
刺激電極
電極リード線

●デマンド型ペースメーカの内部回路

刺激パルス発生回路
デマンド回路
R波検知回路

1ms
-5V
刺激パルス

仕組みや使い方をよく勉強しておこう

●植込み式と体外式

植込み式（病院外）
体外式（病院内）

●単極式と双極式

単極式　双極式
ペースメーカ
点線は刺激電流の経路

ペースメーカ

百花繚乱，どれを選べばいいのかな？

● ペースメーカ多様化時代

　ペースメーカは発明以来，常に進歩している．その流れは，単に「心臓を刺激して心拍数を多くする」から，「より自然な拍動，より効率的な心拍出，より適応性のあるリズム」へと，単なる延命の治療器から社会復帰をめざした治療器へと変わってきている．

● ICHD コード（NBG コード）とは

　いろいろな機能を表すのには，システマチックな分類法が必要になる．米国の心臓疾患に関するいくつかの学会が協力して，「ICHD コード」または「NBG コード」という文字符号で多様なペースメーカを分類している．

　基本的には，刺激部位，自発波検知部位，応答様式を表す 3 文字で分類している．

　この分類法ではデマンド型ペースメーカは VVI ペースメーカとなる．

● 生理的なペーシング

　今までのペースメーカは，P 波，すなわち心房の収縮を無視して，走っても寝ても同じ心拍数で刺激していたが，今，最も先端をいくペースメーカは，P 波を検出し，その数に応じて心室を刺激すると心房・心室の調和がとれる，より「生理的な」ペーシングができるようになっている．その最先端が DDD ペースメーカである．

　DDD ペースメーカは，常に心房を刺激して少し遅れて心室を刺激するので，心房・心室が協調して動く．走るなどして P 波が増えると，この P 波を検出して，そのリズムで心室を刺激する．そのため，心拍が速くなって心拍出量が増える．より自然な心臓の動きに近くなるわけである．

> **チェックポイント**
> ● VVI は普通のデマンド型
> ● DDD はほぼオールマイティ
> ● プログラマブル型は何にでも変わる
> ● 一人ひとりに合ったペーシングを

●プログラマペースメーカなら植込み後も調整できる

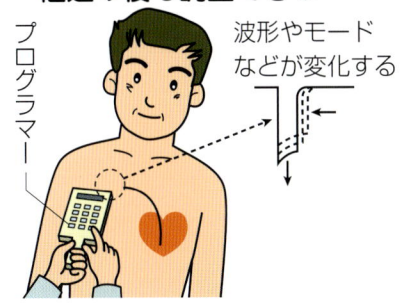

プログラマ

波形やモードなどが変化する

表 ペースメーカのICHDコード（NBGコード）

分類	用語コード
第1文字 （刺激部位）	V（ventricle：心室） A（atrium：心房） D（double：心房・心室）
第2文字 （検知部位）	V（ventricle：心室） A（atrium：心房） D（double：心房・心室）
第3文字 （応答様式）	I（inhibited：抑制） T（triggered：同期） D（double：抑制・同期）
共通	O（not applicable：該当せず）

A：心房，V：心室，D：両方という意味，
I：抑制，T：同期，O：なし

●ICHDコード（NBGコード）とは？

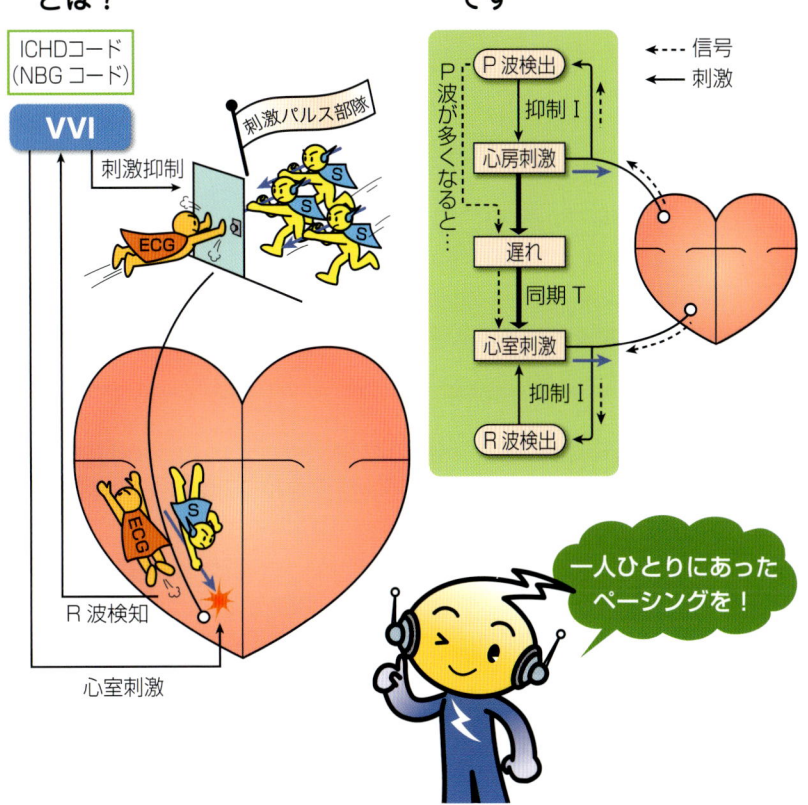

ICHDコード（NBGコード）

VVI

刺激抑制
刺激パルス部隊
R波検知
心室刺激

●DDDペースメーカは複雑です

P波検出 → 抑制I → 心房刺激 → 遅れ → 同期T → 心室刺激 → 抑制I → R波検出

P波が多くなると…

‑‑‑‑ 信号
—— 刺激

一人ひとりにあったペーシングを！

ペースメーカ

ペースメーカ・アラカルト

● 植込み型除細動器（ICD）

心室細動を誘発されやすい人，発作性頻脈がよく起こる人には，ペースメーカと同じように植え込むタイプの除細動器が使われる．異常を探知すると自動的にドカンとやる．ふつうペースメーカ機能ももっている．

● レートレスポンシブ（RR）とは

ペーシングのレート（刺激頻度）が，身体の生理的要求によって変化することを「レート応答型」という．このために，身体の生理的な変化を感知（センス）するセンサを内蔵している．ICHD（NBG）コードでは最後にR（responsive）をつけて表す．

- 体動検知型：加速度センサをもち，身体の動きが激しくなるとレートを上げる．
- 呼吸検知型：呼吸数や分時換気量をセンスして，その増加に伴いレートを上げる．

● 心臓再同期療法（CRT）

普通のペースメーカは右心室を刺激して右心室が収縮し，それが左心室にも伝わって左心室も収縮するが遅れが生じる．両心室を同時に刺激すればこれほど遅れは生じず，効率よい収縮が起こる．これを実現したペースメーカがCRTペースメーカまたは両室ペースメーカと呼ばれる．両心室の周期（同時に収縮すること）が必要かつ有効な重症心不全に適用される．

チェックポイント
- VVIは固定レート型
- レートレスポンシブで患者のQOL向上
- ICDは全自動除細動器
- CRTは心不全治療の切り札

- ●レート応答型ならジョギングも

加速度センサ

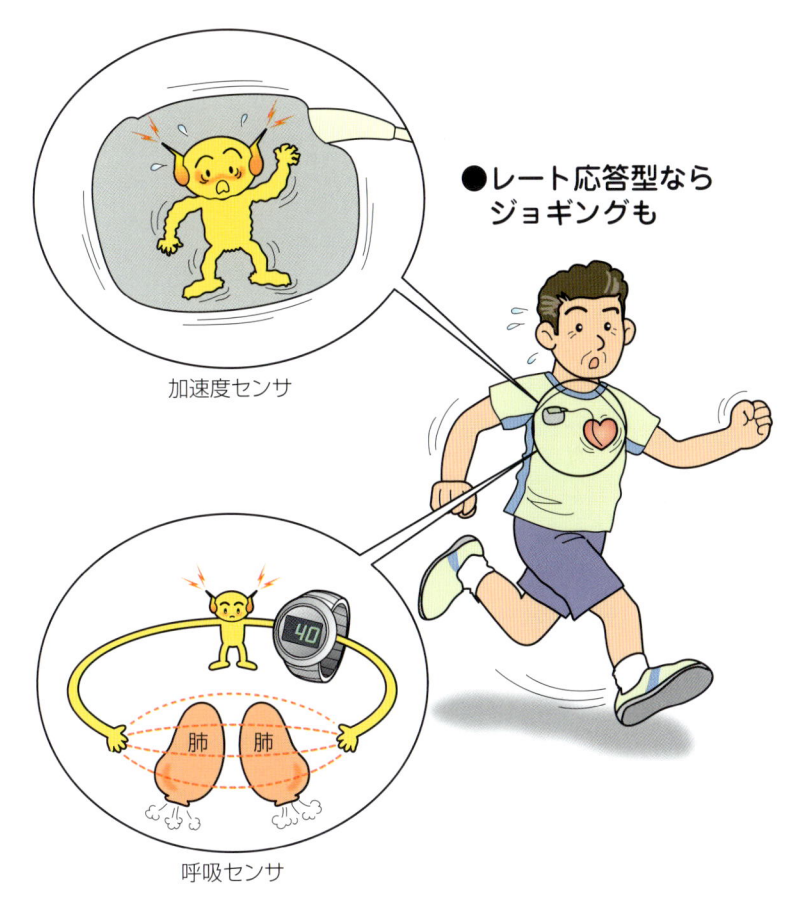

呼吸センサ

- ●出先でも安心植込み型除細動器（ICD）

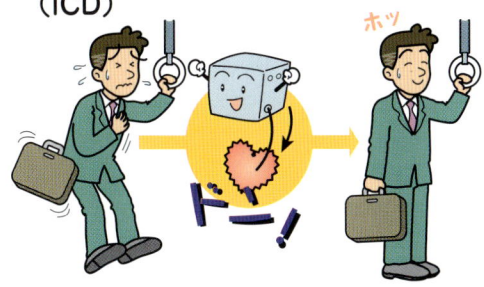

- ●重症心不全には心臓再同期療法ペースメーカ

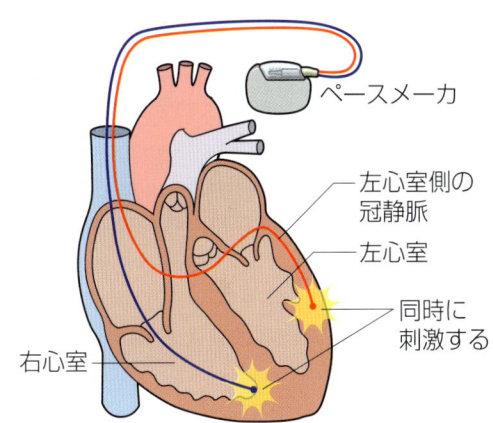

ペースメーカ
左心室側の冠静脈
左心室
同時に刺激する
右心室

ペースメーカ

ツマミの意味はわかっているかな？

● 体外式（携帯式）ペースメーカ

植込式に対して，ペースメーカ本体を体外に置くものを「体外式」というが，持って歩けるので「携帯式」ともいう．

● ツマミの意味を知ろう

- 電源スイッチ（ON/OFF）：電源オン・オフ用．オンにすると簡単にはオフにできない構造をもつ．キーになったものもある．患者や家族がうっかり触れてオフにしないためである．
- 出力電流・電圧（OUTPUT）：出力端子から出ていく刺激パルスの大きさの調整用．単位はmA（ミリアンペア）かV（ボルト）．一般にパルス幅は一定で変わらない．
- レート（RATE）：1分間の刺激頻度（PPM）の設定用．〔×3〕のスイッチで3倍になるものもある（頻脈治療の高頻度ペーシング用）．
- デマンド感度（SENSITIVITY）：自発心電図を検知する感度の調整用．最高感度は1～1.5mV．左に回しきる

と固定レートになる．

● セッティングの基本

出力，レートを最低に，デマンド感度を最高にセットし電極につなぎ，SENSEランプ（自発波検知用）の点滅を確認しながらデマンドを調整する．PACEランプ（ペーシングパルス出力指示用）が点滅し，これに同期して心電図が見られるかモニタ上で観察する．出力は刺激閾値の2倍程度に設定する．

チェックポイント
- 電源は簡単にはオフにできない
- カバーをなくさないように
- distal「先端部」がマイナス
- デマンド感度調整が大事

● 携帯式（体外式）ペースメーカの基本的な取り扱い方

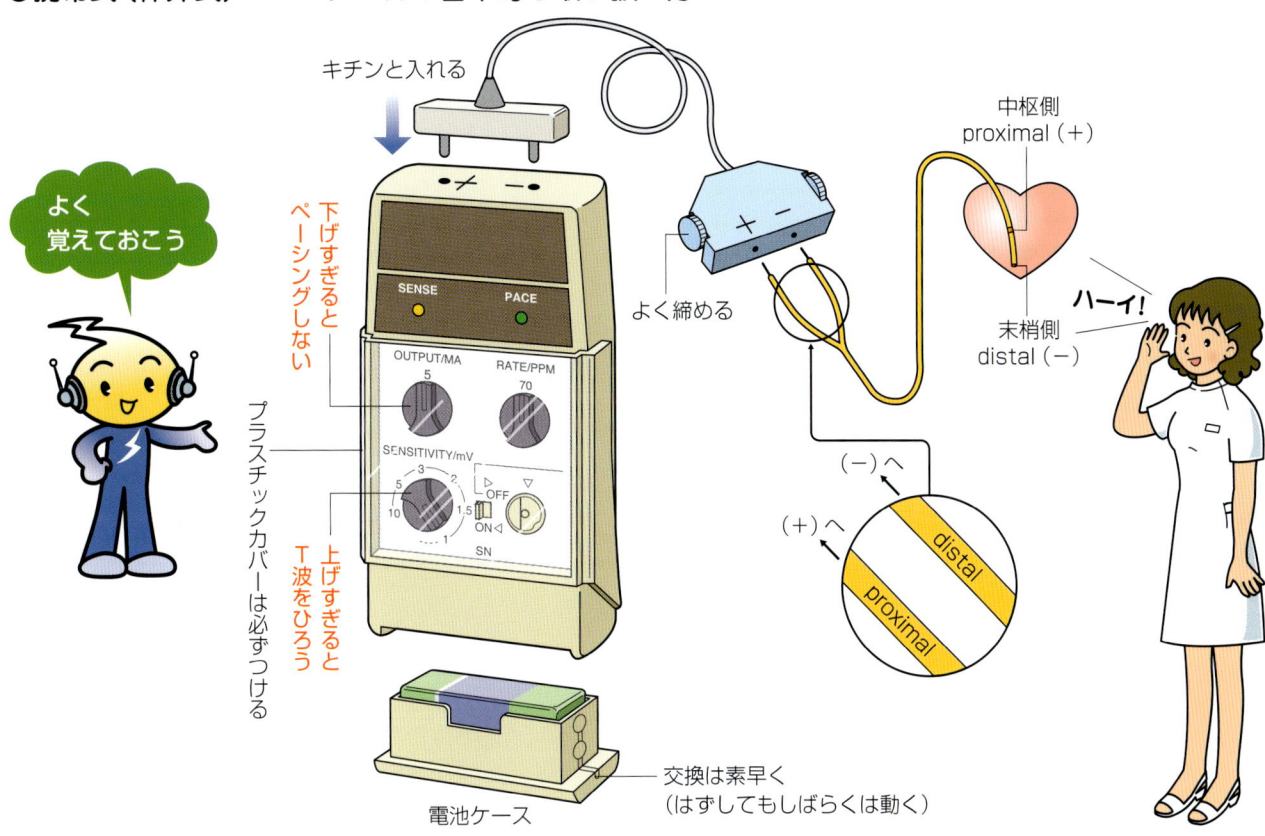

ペースメーカ

電磁波障害・内患外憂，こんな影響知ってるかな？

● ペースメーカが嫌いなもの
- 強力磁石：内蔵電磁スイッチが働いて固定レートになる．MRI は禁忌．直流モータには近づかない．
- **強力電波**：固定レート化または機能停止．MRI，ハイパーサーミア，強力無線器，マイクロ波メス，電気溶接器などから離れる．
- **強力電流**：機能停止．低周波治療器は使わない．

● 危なそうに見えても安全なもの
- 超音波診断機器：超音波は電磁波ではないのでまず大丈夫．
- X 線機器：かけすぎは禁物だが，検査で使われる程度の X 線はほぼ大丈夫．パルス抜けがみられたら要観察．
- 電子レンジ：規格品は電波が漏れないように設計されている．
- 除細動器：ペースメーカには保護回路が内蔵されているので大丈夫だが，頻回通電は保護回路が破壊されて危険になることもある．除細動後，ペースメーカの機能点検が必要．

● 嫌いだが，注意すれば……
- 電気メス：メス先，対極板から離して使用する．ECG モニタで常に心拍リズムを監視する必要がある．

● 外でも注意
- 筋電図が混入してペーシングパルスが止まることがある．ペースメーカを植え込んだ患者が，お風呂で背中をゴシゴシ洗っていて倒れた例もある．
- DVD レンタルショップなどにある**盗難防止ゲート**は電波を出しているので近づかないほうがよい．

チェックポイント
- ●心配なら専門家のアドバイスを
- ●影響を注意深く観察する
- ●急場しのぎは固定レートプログラム
- ●知識と経験の積み重ねが患者を守る

●使ってよい機器，悪い機器

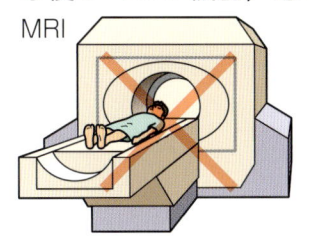

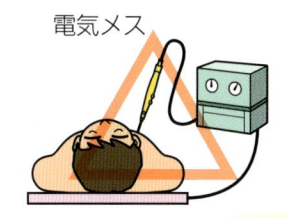

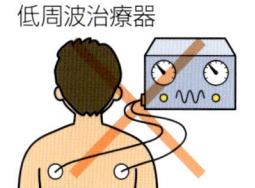

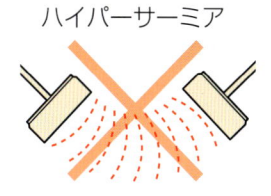

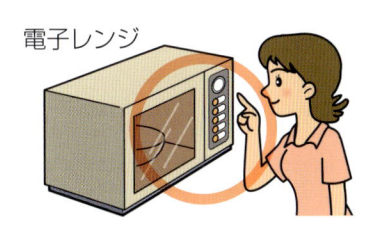

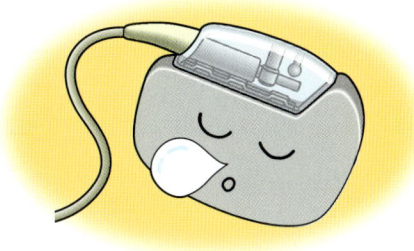

MRI 電気メス 低周波治療器 ハイパーサーミア

電子レンジ 除細動器

どれが○で どれが×か 知っておこう！ ハイッ！

●こんなことにも注意！

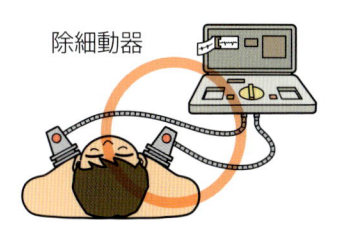

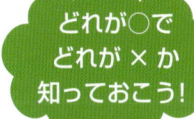

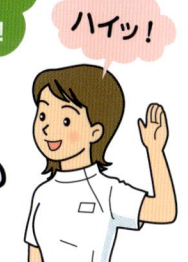

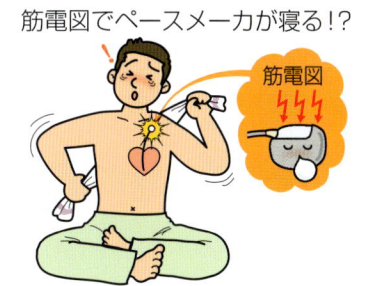

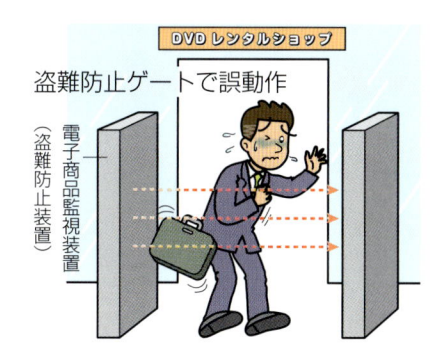

筋電図でペースメーカが寝る！？ 筋電図

盗難防止ゲートで誤動作
電子商品監視装置（盗難防止装置）
DVDレンタルショップ

人工呼吸器

換気の仕組みを理解しよう

●人工呼吸器とは

　肺の機能（おもに換気）を代行もしくは補助する生命維持装置．人工呼吸器のことをレスピレータ（respirator）ではなくベンチレータ（ventilator）と呼ぼう．

●人工呼吸の方法

- 気道内陽圧換気法：通常行われている気管挿管や気管切開，またマスクによって気道内にガスを送る方法．
- 胸郭外陰圧換気法：気管挿管や気管切開などを行わないで，胸郭の外に陰圧をかける方法．

●換気の仕組みは簡単

　一般に使用されているのは気道内陽圧換気法．作動原理は，吸気時には自動的に呼気弁が閉じ，酸素濃度が調整されたガスが肺に送られる．呼気時には呼気弁が開き，肺に入っていたガス（呼気ガス）が肺と胸郭の縮もうとする力（弾性収縮力）によって呼出される．

●吸気から呼気を規定するもの

- 量規定：あらかじめ設定した一回換気量が入るまでガスを送る方法．一回換気量を直接設定するものと，吸気時間と吸気流量を設定するものがある．
- 圧規定：あらかじめ設定した呼吸回路内圧になるまで，または設定圧を維持するようにガスを送る方法．

チェックポイント

- ●人工呼吸器の原理を理解しよう
  - ・おもに換気を代行する
  - ・吸気時に呼気弁が閉じる
  - ・自然呼吸と異なる

●人工呼吸は陽圧でも，陰圧でも

気道内陽圧換気法

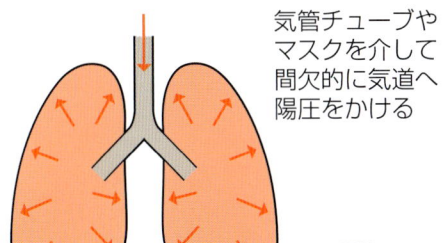

気管チューブやマスクを介して間欠的に気道へ陽圧をかける

胸郭外陰圧換気法

胸壁が持ち上がる
間欠的に胸郭に陰圧をかける
空気

人工呼吸器の作動原理は簡単

吸気時

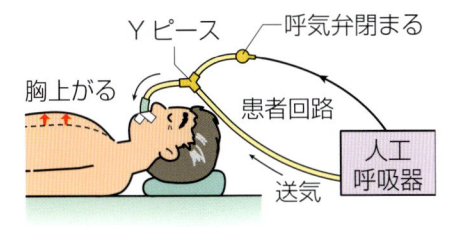

胸上がる
Yピース
呼気弁閉まる
患者回路
人工呼吸器
送気

呼気時

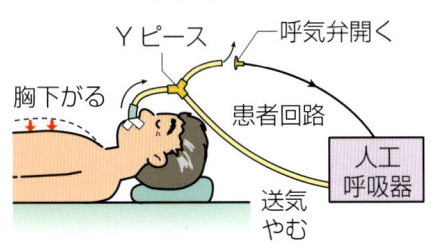

胸下がる
Yピース
呼気弁開く
患者回路
人工呼吸器
送気やむ

●吸気から呼気への転換（換気方式の分類）

量規定

設定量に達するまでガスを送る

圧規定

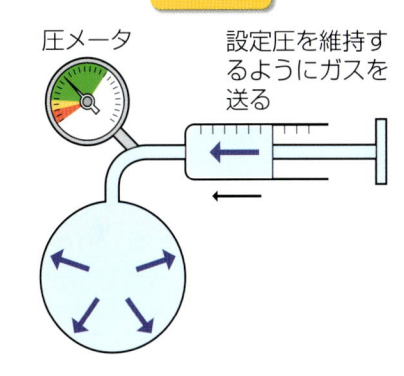

圧メータ
設定圧を維持するようにガスを送る

人工呼吸器

呼吸回路はガスの通り道，リークにご用心

● 呼吸回路を間違わないように！

- ホース（蛇管）：患者にガスを送ったり，患者からの呼気ガスを大気に導くためのホース．
- 加温加湿器：患者に送るガスの加湿と加温を行う．加温加湿器の代わりに人工鼻が使用されることもある．
- Yピース：吸気側回路と呼気側回路のホースと気管チューブをつなぐY字のコネクタ．
- ウォータトラップ：呼吸回路に貯留した水をためる部分．
- バクテリアフィルタ：患者の気道から呼出される雑菌などから機器内部の汚染を防止する．

● ガスに加湿しよう

気管挿管や気管切開では，上気道（加温・加湿の機能をもつ）を短絡することや，送られるガスが乾燥していることから，送気するガスの加温・加湿は必須．

● 人工呼吸器を使用する前の準備のポイント

①赤色または緑色の電源コンセント（非常電源）に接続する．

②人工呼吸器の始業点検

人工呼吸器の自己診断機能をパスし，呼吸回路にリークがないこと，設定した換気条件で換気ができるか，異常時にアラームが鳴るか，の確認などを必ず点検すること．これがトラブル対策の基本．

③用手式蘇生器を常備

バッグ・バルブ・マスクやジャクソンリース回路を常備．点検も忘れずに．

④生体情報モニタ

パルスオキシメータ（酸素化の指標）とカプノメータ（換気状態の指標）を併用する．

チェックポイント
- 非常電源に接続する
- 用手式蘇生器の準備と点検をする
- 生体情報モニタを併用する
- 始業点検（アラームを含む）を実施する

●呼吸回路を間違わないように組み立てよう！

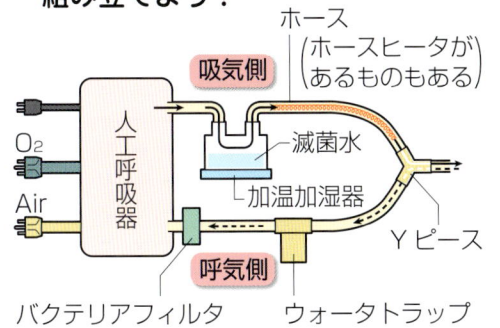

- 吸気側
- ホース（ホースヒータがあるものもある）
- O₂
- Air
- 人工呼吸器
- 滅菌水
- 加温加湿器
- Yピース
- バクテリアフィルタ
- 呼気側
- ウォータトラップ

●ガスを加湿しよう！

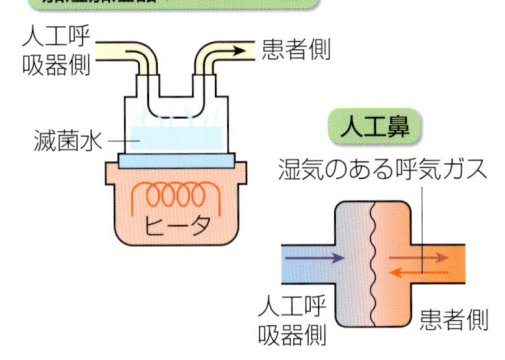

加湿加湿器（パスオーバー型）
- 人工呼吸器側
- 患者側
- 滅菌水
- ヒータ

人工鼻
- 湿気のある呼気ガス
- 人工呼吸器側
- 患者側

●使用前のチェックポイント

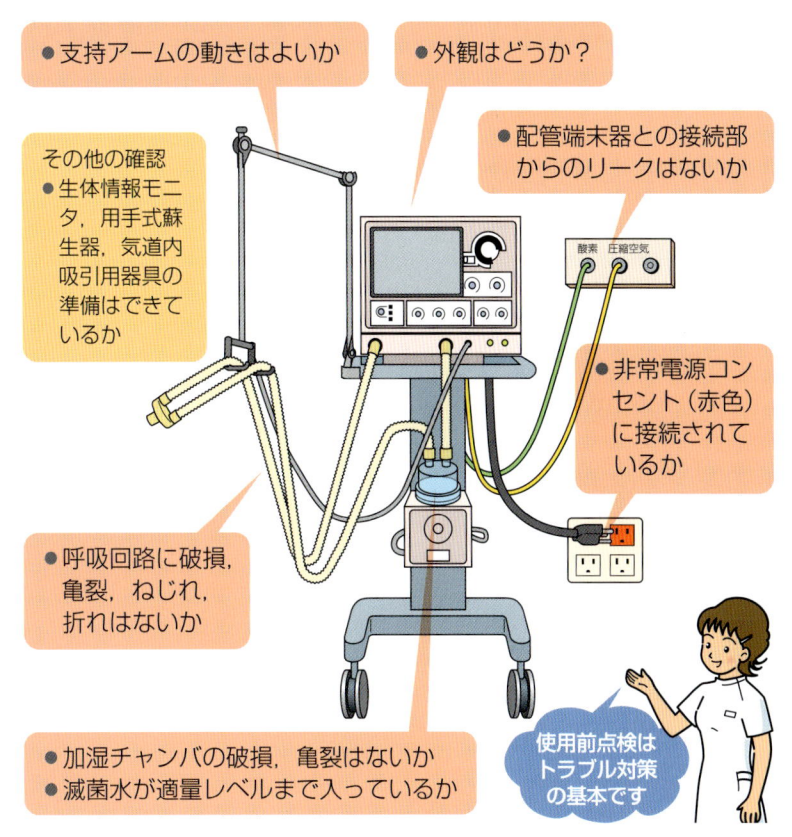

- 支持アームの動きはよいか
- 外観はどうか？
- 配管端末器との接続部からのリークはないか
- その他の確認
  - 生体情報モニタ，用手式蘇生器，気道内吸引用器具の準備はできているか
- 非常電源コンセント（赤色）に接続されているか
- 呼吸回路に破損，亀裂，ねじれ，折れはないか
- 加湿チャンバの破損，亀裂はないか
- 滅菌水が適量レベルまで入っているか

使用前点検はトラブル対策の基本です

人工呼吸器

迅速な対応で換気を維持しよう

●使用中には何をチェックする？
- 全身の観察：バイタルサイン，呼吸状態，呼吸音，表情や体動，皮膚の色，訴え，水分バランスなど．
- 呼吸回路：折れやねじれの有無，ホースやコネクタの接続状態，異常な水分の潮流の有無，カフ圧など．
- 人工呼吸器本体：設定通りに換気されているか，異常な音や熱の有無，加温・加湿の状態，アラーム設定など．

●トラブル発生時に迅速な対応を
使用中のトラブルは，ときとして致命的な障害を与える危険性がある．早期に異常を発見し，迅速に対応することが必要．その時は用手換気をしながら対処すること．

●多いトラブルの症状と原因
①回路内圧が上昇しない（低圧アラームまたは低換気アラームが鳴る）
- 呼吸回路からのリーク
  接続不良→再接続する．
  回路のピンホール・破れ→交換する．
  部品および呼吸回路の欠如．破損→交換する．
  呼気弁の閉鎖不良→交換する（呼気弁または本体）．
- 気管チューブのカフ圧が不足→ $15 \sim 25 cmH_2O$ 程度に維持する．
- 換気量の不足→再調節する．

②呼吸回路が異常に上昇する（気道内圧上限アラームが鳴る）
- 呼吸回路の折れまたは閉塞→解除する．
- 気管チューブの閉塞または折れ→吸引または折れの解除．
- 気管内分泌物の貯留→吸引する．
- 呼気弁の異常（閉鎖状態）→交換（呼気弁または本体）する．
- 換気量の増加→再調節する．

チェックポイント
- ●第一に患者の状態を把握する
- ●アラーム発生に迅速な対応を
- ●原因がわかるまで用手換気を維持する
- ●異常音の有無を確認する

●使用中のチェックポイント

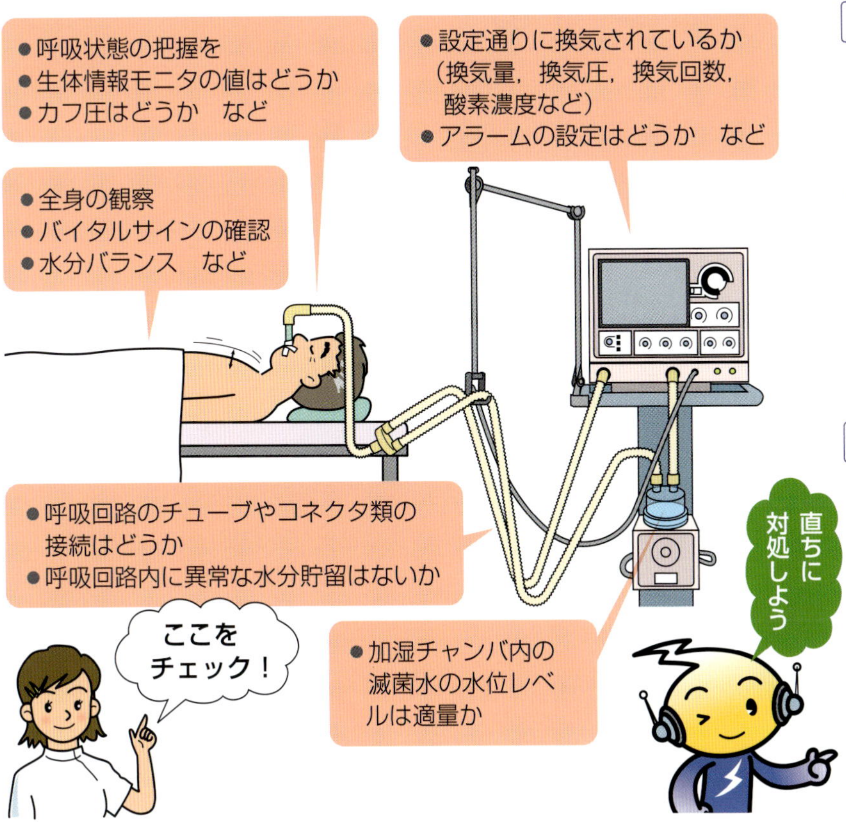

- 呼吸状態の把握を
- 生体情報モニタの値はどうか
- カフ圧はどうか　など

- 全身の観察
- バイタルサインの確認
- 水分バランス　など

- 設定通りに換気されているか（換気量，換気圧，換気回数，酸素濃度など）
- アラームの設定はどうか　など

- 呼吸回路のチューブやコネクタ類の接続はどうか
- 呼吸回路内に異常な水分貯留はないか

- 加湿チャンバ内の滅菌水の水位レベルは適量か

ここをチェック！

直ちに対処しよう

●トラブルの原因

低圧（低換気）アラームが鳴った！

呼吸回路からのリーク → 低換気

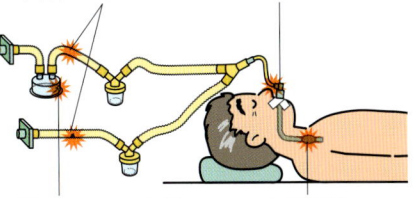

- 回路の破損・亀裂
- 接続不良
- 加湿チャンバの亀裂
- カフ漏れ

気道内圧上限アラームが鳴った！

回路の閉塞 → 換気ができない → 低換気

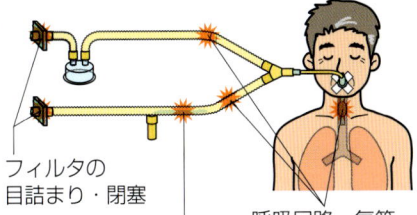

- フィルタの目詰まり・閉塞
- 回路内に多量の水が貯留
- 呼吸回路・気管チューブの折れ曲がり
- 分泌物の貯留

> 酸素濃縮器

空気から高濃度酸素をつくる

● 在宅酸素療法（HOT）

在宅酸素療法とは，病状は安定しているが，治療のために酸素吸入が必要な患者に対して，長期にわたり自宅で酸素吸入をする治療法である．Home Oxygen Therapy の頭文字をとって，HOT（ホット）と呼ぶ．

● 空気から高濃度酸素を取り出すには

酸素は液体酸素装置または酸素濃縮器から供給される．一般的に酸素濃縮器が広く用いられており，膜型と吸着型がある．

①膜型

窒素よりも酸素に対する透過性が良い高分子膜を用い，膜の一側を減圧することで減圧側に濃縮された酸素（40％以下の濃度）をつくり出す方式．

②吸着型

窒素を選択的に吸着する吸着剤（アルミノ珪酸塩など）を内蔵した吸着筒内に，空気を加圧と減圧を繰り返すことで空気中の酸素と窒素を分離して濃縮酸素（90％程度の濃度）をつくり出す方式．

● 加湿が必要

吸着型は湿気も吸着するため加湿器が必要である．膜型は空気中の湿気も膜を通過するため，使用時には加湿器は不要である．

● 火気厳禁

酸素濃縮器の周辺では火気や喫煙は火災などを起こすため厳禁である．患者や家族の方への退院時などの指導のときに，危険性を十分伝えること．

チェックポイント

- ●装置の使用中は，周囲 2m 以内では火気厳禁
- ●毎日，空気取り入れ口フィルタを清掃する
- ●吸着型では滅菌水による加湿が必要
- ●使用しないときは必ず電源スイッチを切る

● Home Oxygen Therapy（HOT：在宅酸素療法）

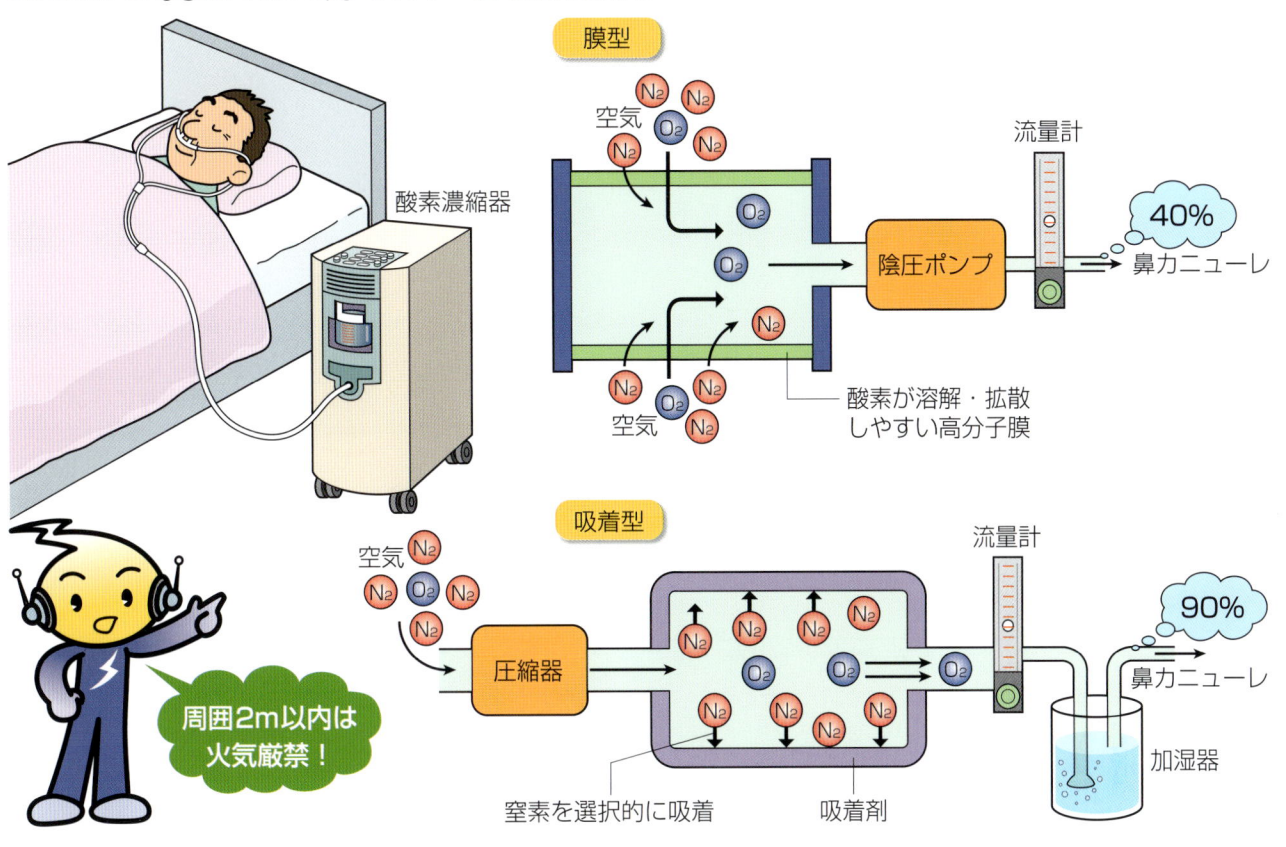

酸素濃縮器

膜型

空気

40%
鼻カニューレ

流量計

陰圧ポンプ

酸素が溶解・拡散しやすい高分子膜

空気

吸着型

空気

圧縮器

窒素を選択的に吸着

吸着剤

流量計

90%
鼻カニューレ

加湿器

周囲2m以内は火気厳禁！

呼吸関連機器・設備

赤ちゃんの環境を維持する保育器

保育器（インキュベータ）とは，環境温度の影響を受けやすい新生児や未熟児の至適環境温度を維持することが第一の目的である．

● 閉鎖型と開放型に分類される

- 閉鎖型保育器：フード内に取り込んだ外気を，加温・加湿し，換気ファンでフード内を循環させる方式．酸素濃度も調整できる．
- 開放型保育器：閉鎖型保育器では困難な処置が必要とされる場合に用いる．上部の赤外線ヒータで加温する方式．酸素投与はヘッドボックスを使用する．

● 温度の調整方式

- マニュアルコントロール：器内温度が設定した温度になるように加温ヒータを制御するもの．
- サーボコントロール：患児の皮膚に装着した温度プローブにより体温の変化を検出し，設定した体温になるように加温ヒータを制御するもの．体温プローブが適切に貼られているかの確認は必須である．

● 酸素の調節方法

外気取り入れ口から酸素流量計で酸素を投与して外気と酸素を混合する方式と，酸素コントローラで酸素流量を自動制御する方式がある．使用中は酸素濃度計で酸素濃度が正しく表示されていることを確認する．

チェックポイント
- ●フィルタが汚れていないかを確認する
- ●加湿装置に滅菌水が入っているかを確認する
- ●温度センサのはがれや汚れを確認する
- ●酸素濃度のチェックを忘れない

● 閉鎖型保育器

器内は軽度な陽圧に保たれているから，空気感染の影響は少ない

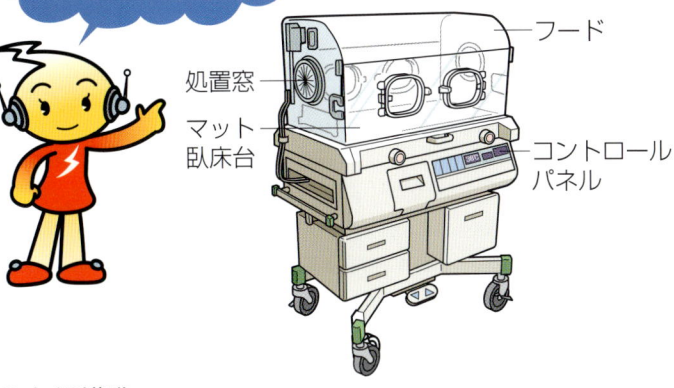

- フード
- 処置窓
- マット臥床台
- コントロールパネル

● 開放型保育器

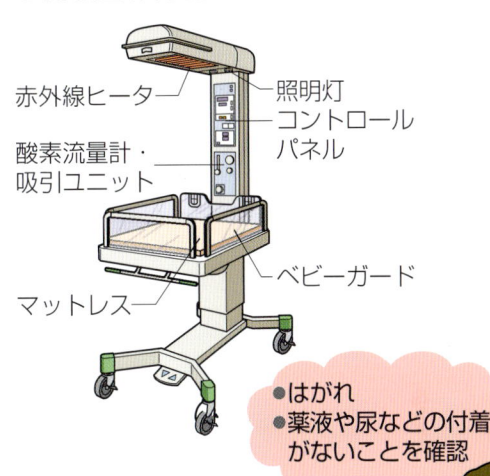

- 赤外線ヒータ
- 照明灯
- 酸素流量計・吸引ユニット
- コントロールパネル
- ベビーガード
- マットレス

● 内部構造

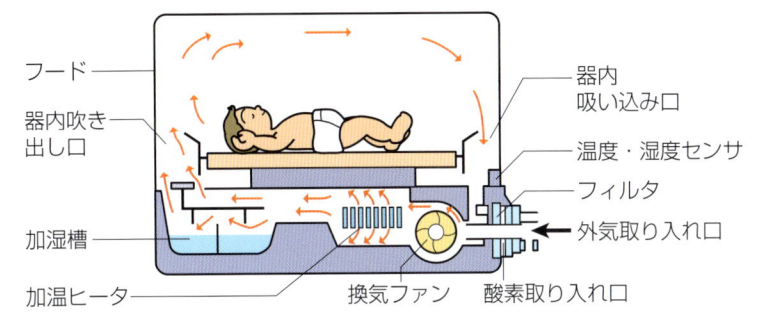

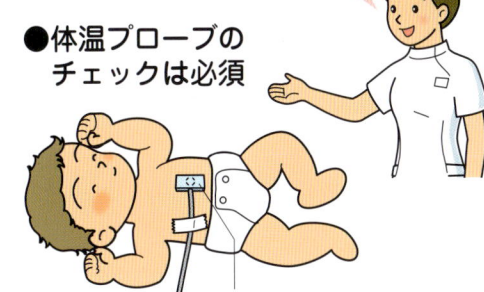

- フード
- 器内吹き出し口
- 加湿槽
- 加温ヒータ
- 換気ファン
- 酸素取り入れ口
- 外気取り入れ口
- フィルタ
- 温度・湿度センサ
- 器内吸い込み口

● はがれ
● 薬液や尿などの付着がないことを確認

● 体温プローブのチェックは必須

- 体温プローブ

呼吸関連機器・設備

医療ガスはどのように送られるの？

　医療ガスとは，現代の医療に欠くことができない重要なもので，酸素，亜酸化窒素（笑気），医療用圧縮空気，窒素，二酸化炭素，酸化エチレンなどがある．

● 医療ガスの供給方法

・中央配管方式：医療施設内の決められた場所に医療ガス供給装置を設置し，そこから配管を介して病室などの配管端末器（アウトレット）へガスを供給する方式．
・個別方式：医療ガス配管が施されていない場合に高圧ガス容器（ボンベ）や移動用コンプレッサなどを用いてガスを供給する個別方式．

● 区域遮断弁（シャットオフバルブ）

　区域遮断弁とは配管工事や火災時に使用する手動式のバルブのこと．閉じるときは医療ガスの使用状況を把握している病棟の責任者が行う．

● 配管端末器（アウトレット）の安全対策

　配管端末器とは医療ガスの取り出し口のことで，目的の異なるガスが供給されないよう誤接続防止のためにガス別特定コネクタ（ピン方式など）が用いられている．

● 配管端末器の識別色

　配管端末器の識別色は，酸素が「緑」，治療用空気が「黄」，亜酸化窒素が「青」，吸引が「黒」．

● 遠隔警報装置が鳴ったら

　供給圧力の異常（低下または上昇）のため，直ちに人工呼吸療法や酸素療法を行っている患者のベッドサイドに行き，用手換気や酸素ボンベから酸素投与をするなどの適切な対応が必要である．

チェックポイント
● 配管端末器への接続は確実に
　・「カチッ」という音を確認！
● 配管端末器からのガスリークがないことを確認
● 遠隔警報装置が鳴ったら直ちにベッドサイドへ

● 医療ガス供給システムの仕組み

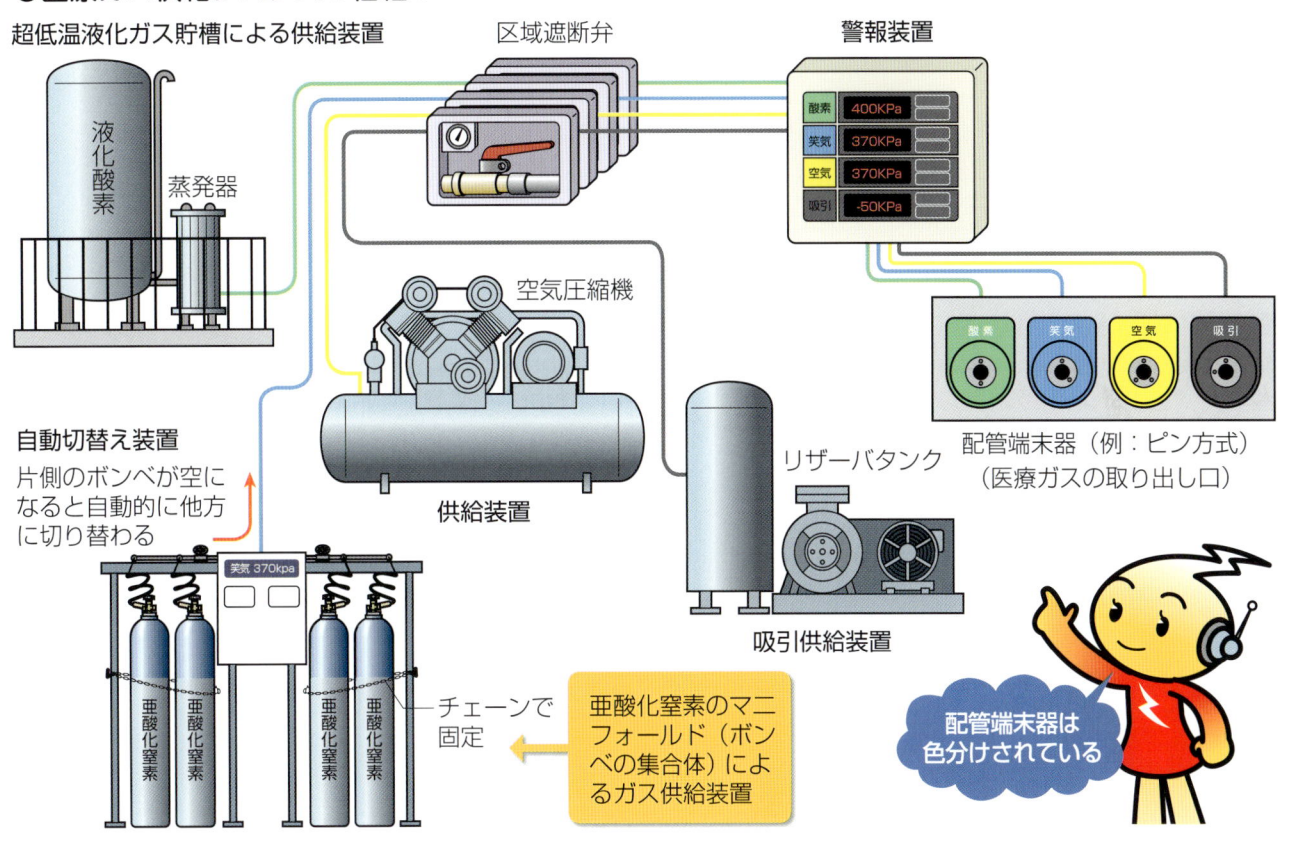

超低温液化ガス貯槽による供給装置
- 液化酸素
- 蒸発器

区域遮断弁

警報装置
酸素	400KPa
笑気	370KPa
空気	370KPa
吸引	-50KPa

配管端末器（例：ピン方式）
（医療ガスの取り出し口）
- 酸素
- 笑気
- 空気
- 吸引

自動切替え装置
片側のボンベが空になると自動的に他方に切り替わる

笑気 370kpa
亜酸化窒素

空気圧縮機

供給装置

リザーバタンク

吸引供給装置

チェーンで固定

亜酸化窒素のマニフォールド（ボンベの集合体）によるガス供給装置

配管端末器は色分けされている

呼吸関連機器・設備

ボンベの取扱いは慎重に！！

● ボンベの中は高圧で満たされている

ボンベ（高圧ガス容器）の中には医療ガスが，気体または液体の状態で高い圧力で充填されている．使用するときは必ず専用の圧力調整器（減圧弁）を使用すること．
- 気体の状態で充填：酸素，空気，窒素
- 液体の状態で充填：亜酸化窒素（笑気），二酸化炭素，酸化エチレン

● ボンベの色は決まっている

高圧ガス保安法により，充填されるガスの種類で色分けがされている．医療ガスの配管端末器の色とは異なるため要注意．

● 取扱上の注意点

①保管方法
- 通風・換気のよいところに置く．
- 保管場所の温度を40℃以下に保つ．
- 周囲2m以内に引火性のある可燃物を置かない．
- 可燃性ガスや毒性ガスとは区別した場所に保管する．
- 空のボンベと区分する．
- 転倒しないように鎖などで固定する．

②使用方法
- 容器のバルブは静かに開閉する．
- ボンベの周囲5m以内では火気を使用しない．
- 専用の圧力調整器とパッキングを使用する．
- 立てて使用する．

● 酸素ボンベのガス残量を知るには

$$ガス残量(L) = ボンベの内容積(L) \times 圧力調整器の表示値(MPa) \times 10.2$$

で求められる．

チェックポイント
- ● 使用目的のガスかどうかを塗色と表示で確認する
- ● 専用の圧力調整器とパッキングを使用する
- ● 圧力調整器や接続部でのリークがないことを確認する
- ● 使用前にガス残量を必ず確認する

●ボンベの塗色とガス名表示を確認

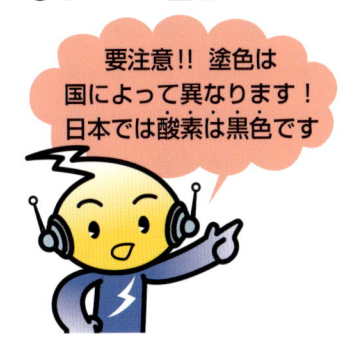

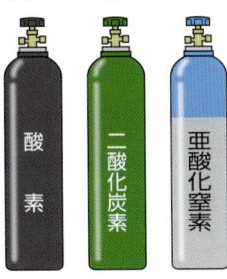

要注意!! 塗色は国によって異なります！日本では酸素は黒色です

- 酸素
- 二酸化炭素
- 亜酸化窒素

酸管端末器の色とは異なる

●保管方法

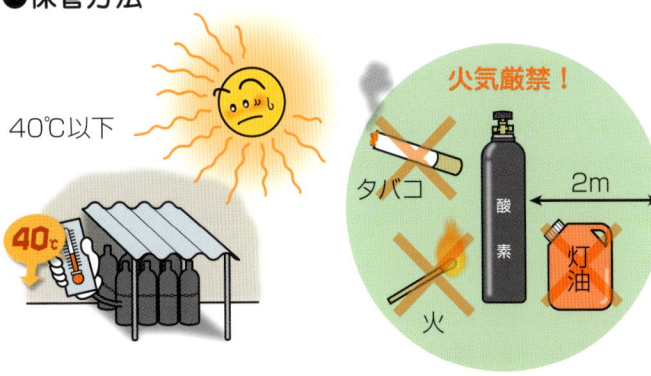

40℃以下

火気厳禁！

- タバコ
- 火
- 2m
- 酸素
- 灯油

●専用の圧力調整器を使用!!

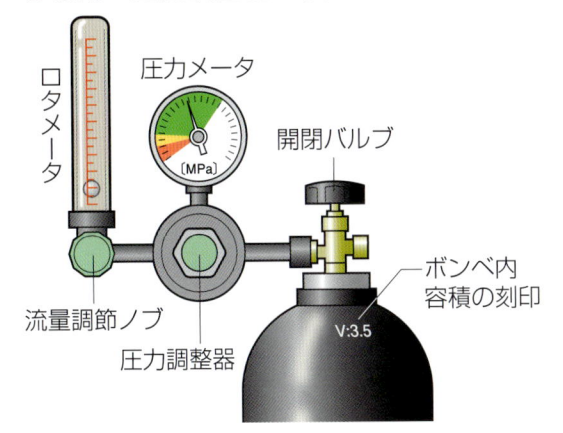

- ロタメータ
- 圧力メータ [MPa]
- 開閉バルブ
- 流量調節ノブ
- 圧力調整器
- ボンベ内容積の刻印 V:3.5

●使用方法

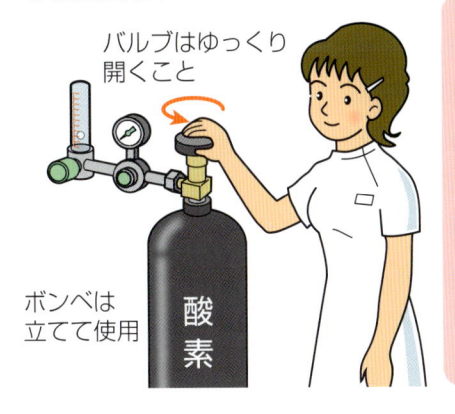

バルブはゆっくり開くこと

ボンベは立てて使用

酸素

バルブを開くときは圧力計のメータ部分は人に向けない（破裂の危険性あり）

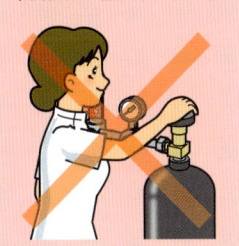

呼吸関連機器・設備
痛くない手術と換気を維持する麻酔器

麻酔の3つの要素とは，意識をなくすこと（鎮静），痛みをなくすこと（鎮痛），筋肉を弛緩した状態にすること（不動化），である．

● 麻酔器とは

麻酔器は，麻酔に用いるガス（酸素，亜酸化窒素，揮発性麻酔薬など）を正確に混合して患者に供給し，全身麻酔を行うための装置．

麻酔器は麻酔器内のガス配管と呼吸回路から構成される．

● 麻酔器内ガス配管

- 気化器：揮発性麻酔薬（ハロタン，セボフルランなど）を気化させるための装置．
- 酸素フラッシュ：比較的大流量の酸素を流量計や気化器を通さないで呼吸回路に送ることができる．

● 呼吸回路

- 呼吸バッグ：患者にガスを送り込むためのバッグ．
- 二酸化炭素吸収装置：呼吸回路内の二酸化炭素を通過させることで，二酸化炭素を化学的に吸収除去する装置．二酸化炭素吸収剤（ソーダライムなど）の量が適正か，また変色していないかを確認する．
- APL弁（ポップオフ弁）：あらかじめ設定した値以上に呼吸回路内圧が上昇すると，ガスを回路外に逃がすように働く弁．出たガスは余剰ガス排除装置を介して屋外に放出される．

● 酸素が停止したときには

麻酔中に酸素の供給が低下した場合に，亜酸化窒素の供給が自動的に遮断するガス遮断装置が組み込まれている．

チェックポイント
- 各種のアラームを確認すること
- 呼吸回路のリークテストをすること
- 二酸化炭素吸収剤の量と変色の有無を確認する
- 余剰麻酔ガス排除装置の流量を確認する

●麻酔器（呼吸回路部分）の構成

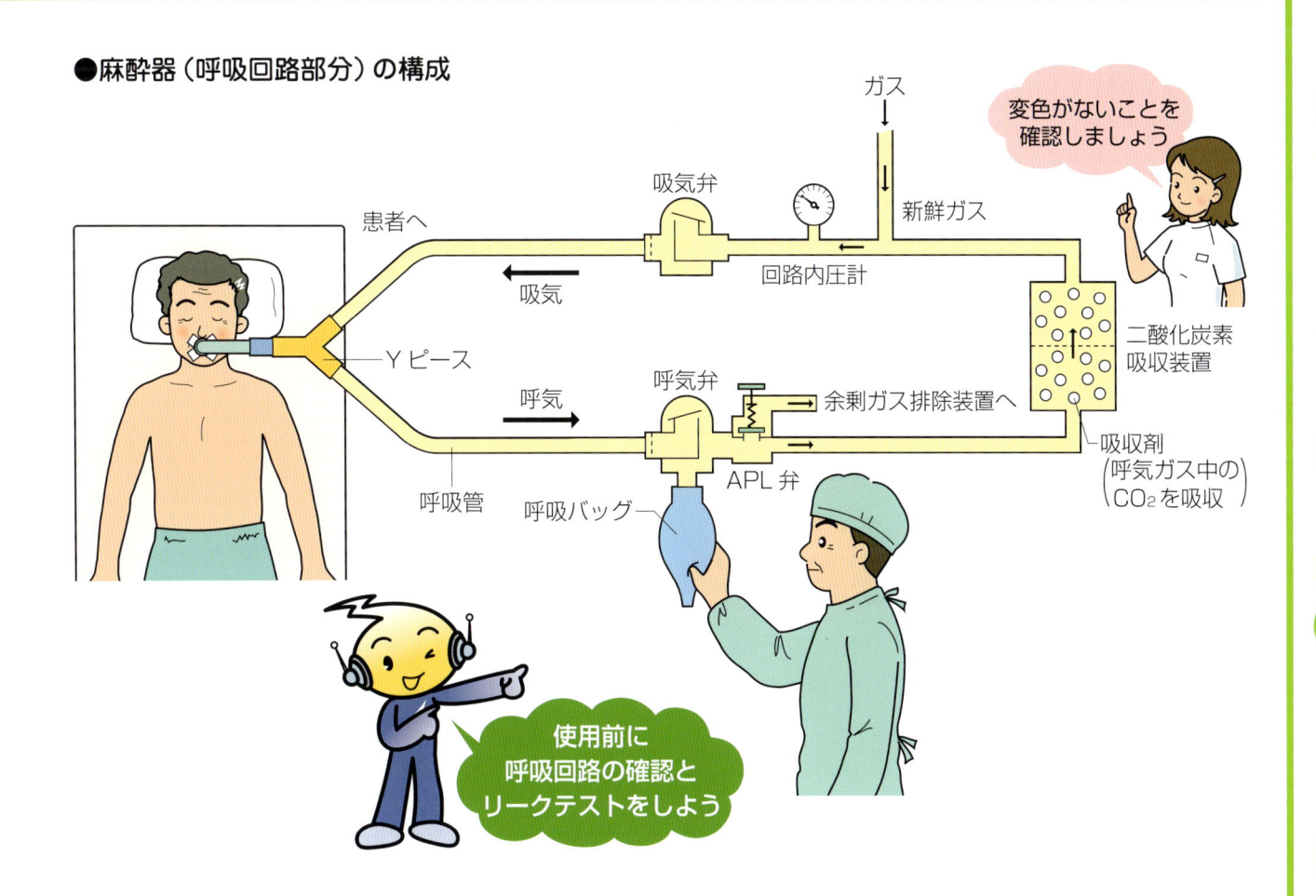

「変色がないことを確認しましょう」

「使用前に呼吸回路の確認とリークテストをしよう」

患者へ / 吸気 / Yピース / 呼気 / 呼吸管 / 吸気弁 / 回路内圧計 / ガス / 新鮮ガス / 呼気弁 / 余剰ガス排除装置へ / APL弁 / 呼吸バッグ / 二酸化炭素吸収装置 / 吸収剤（呼気ガス中のCO_2を吸収）

輸液ポンプ

微量でも安定に投与できる輸液ポンプ

輸液療法は臨床の場で，もっとも一般的に行われている治療の1つである．一般には輸液セットによる自然落下により行われているが，精度を上げ安定した輸液量を維持するために，輸液ポンプが用いられる．

● 輸液ポンプの種類と原理

現在多用されているのは，輸液セットのチューブをしごいて注入するフィンガポンプ（蠕動運動するのでペリスタルティックポンプともいう）と，シリンジを押して注入するシリンジポンプである．ME機器ではどちらも「輸液ポンプ」という分類に分けられるが，一般に前者を輸液ポンプと呼び，後者をシリンジポンプと呼んで区別している．

● 輸液ポンプには滴下制御と容積制御

滴下制御型は，輸液セットの輸液筒に付けた滴下センサ（光センサ）で滴下する液滴数を検出して設定した敵数（流量）を維持する方式で，汎用の輸液セットが使用できる．
容積制御型は，専用の輸液セットを使用し，ポンプの速度によって流量を維持する方式である．

● 輸液セットの滴下数と輸液量

輸液セットの1mLあたりの滴数は，20滴/mLと60滴/mLに統一されている．

● シリンジポンプ

微量でも効果の高い薬液の注入には，輸液精度が高いシリンジポンプが使われる．シリンジの断面積は各メーカで異なるため，指定されたシリンジメーカのもの以外は使用しないこと．

チェックポイント
- 滴下制御は滴下センサが必須
- 滴下制御は普通の輸液セットが使用できる
- 流量制御は専用の輸液セットが必要
- シリンジポンプは指定されたシリンジを使用する

● まず使用前の準備が肝心！

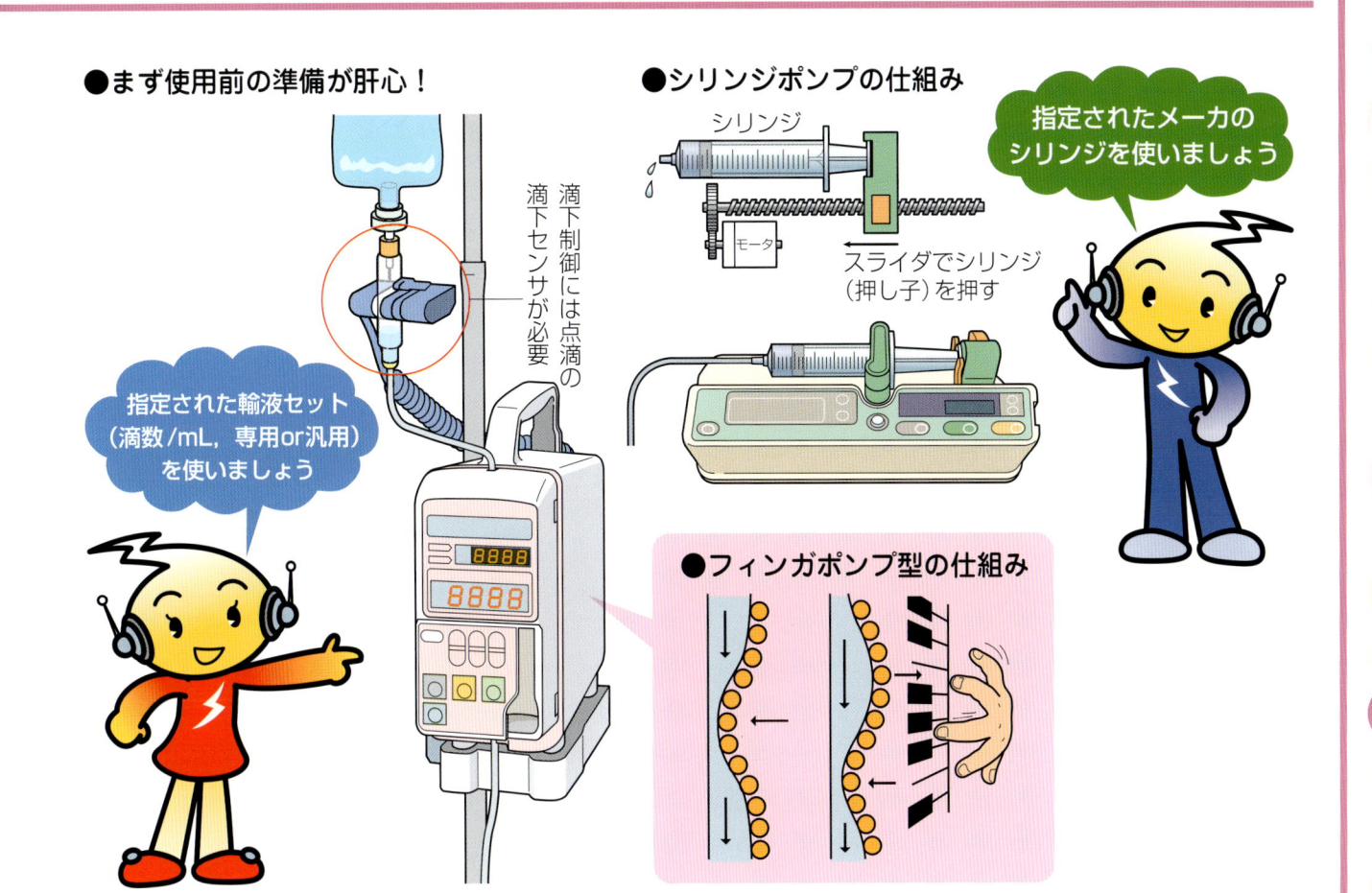

● シリンジポンプの仕組み

シリンジ

スライダでシリンジ（押し子）を押す

指定されたメーカのシリンジを使いましょう

滴下制御には点滴の滴下センサが必要

指定された輸液セット（滴数/mL, 専用or汎用）を使いましょう

● フィンガポンプ型の仕組み

> 輸液ポンプ

センサとチューブの正しい装着が肝腎

● 手順をシッカリ

① 電源スイッチを入れて自己診断機能を行う．
② 指示通りの薬液か，適切な輸液セット（またはシリンジ）かを確認する．
③ 輸液セット（またはシリンジ）を正しくセットする．
④ 滴下センサを正しく装着する．
⑤ 流量設定に間違いがないかや，三方活栓の向きを確認し，輸液開始．

● トラブル原因と対策

① センサの取り付けミス
　輸液筒の液面と輸液針の中間点に取り付ける．上下どちらにかかっても動作しない．正しい位置に装着すること．
② センサの汚れ
　光で液滴数を検出するので，センサの光窓が汚れると動作しない．汚れを除去すること．
③ 気泡アラーム
　輸液がなくなった場合，輸液セット内に気泡が混入した場合，使用する輸液セットが不適合の場合，輸液ポンプの上流での閉塞があった場合などが，原因に考えられる．クレンメまたは三方活栓を閉じて，気泡を除去する．輸液セットを一時的にポンプから外すこともある．フリーフローに要注意！
④ 閉塞アラーム
　輸液セットや延長チューブの折れ曲がり，また輸液セットのクレンメや輸液ラインの三方活栓が閉じたままになっている場合，などが考えられる．一度ポンプから輸液セット（またはシリンジ）を外し，原因を解除し正常圧に戻した状態で再度輸液ポンプに装着して，輸液を開始すること．

チェックポイント
● 操作の手順を守る
● アラームの意味を知ろう
● 滴下センサの取り付け位置に注意
● 輸液セットの取り扱いは慎重に

●センサ部の正しい取り付け方

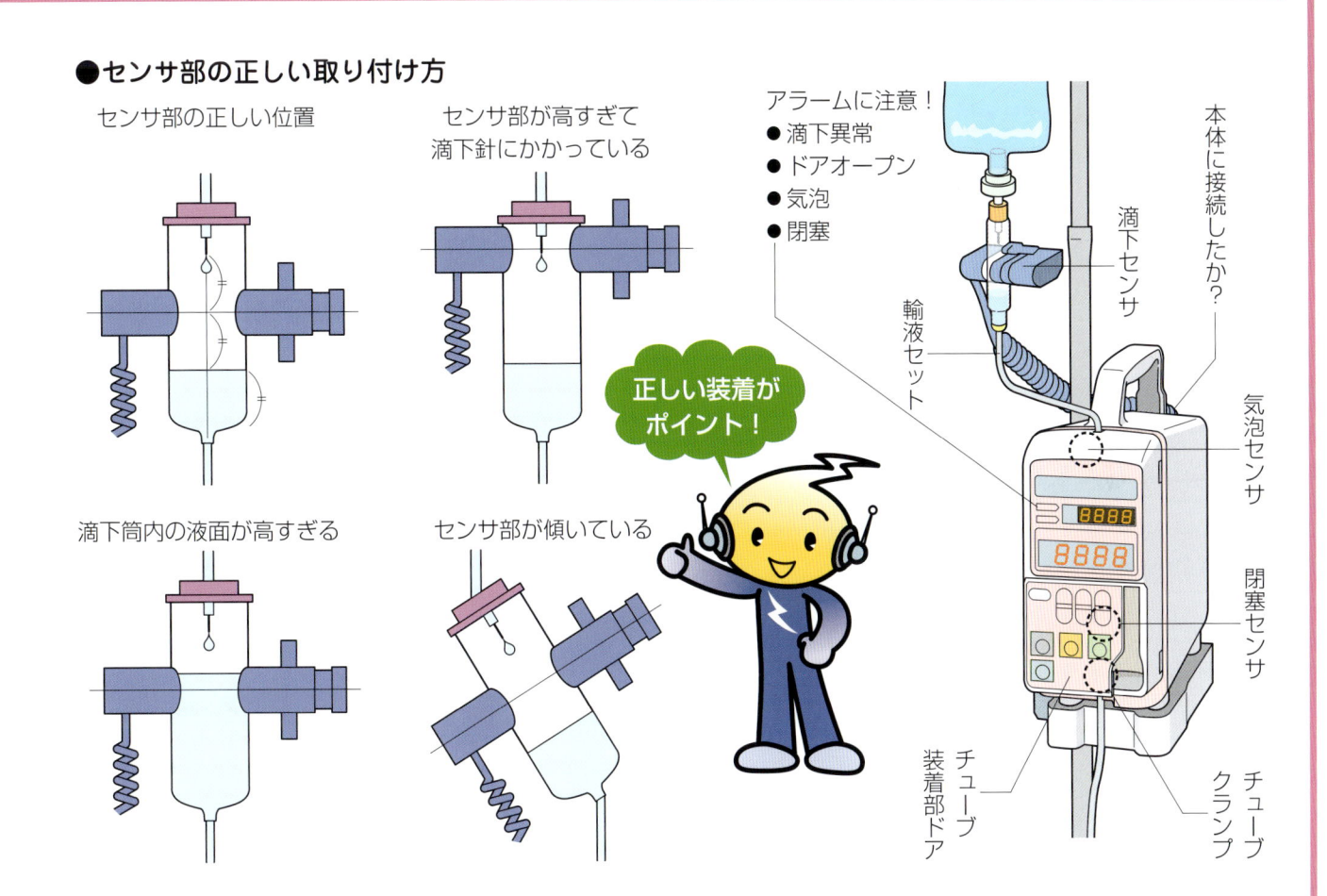

センサ部の正しい位置

センサ部が高すぎて滴下針にかかっている

滴下筒内の液面が高すぎる

センサ部が傾いている

正しい装着がポイント！

アラームに注意！
- 滴下異常
- ドアオープン
- 気泡
- 閉塞

本体に接続したか？

滴下センサ

輸液セット

気泡センサ

閉塞センサ

チューブ装着部ドア

チューブクランプ

輸液ポンプ

サイフォニングとボーラス量に注意！！

● 自然落下式との併用はダメ

　静脈針の先端が閉塞した場合，輸液ポンプで強制的に送られた輸液が自然滴下式の薬液バッグ内に逆流したり，自然滴下式の輸液バッグが空になったときには輸液ラインに気泡が混入することがある．複数の輸液ラインを使用する場合は，すべての輸液ラインに輸液ポンプもしくはシリンジポンプを必ず使用すること．

● ポンプの設置位置（高さ）に注意

　シリンジポンプと患者（針先）との間に落差があった場合，シリンジの装着ミスやシリンジの破損などが原因で薬液が急速に過剰注入されることがある．このことをサイフォニングと呼ぶ．

● 閉塞解除時は要注意

　「閉塞アラーム」が鳴って，そのまま閉塞の原因を解除した（三方活栓を患者側に開いた）場合には，膨らんだチューブが元の太さに戻るときに一過性に薬液が設定量より多く注入されることが起きる．このときに流れた輸液量をボーラス量といい，患者に悪影響（過剰な効果）を与えることになる．一度ポンプから輸液セット（シリンジ）を外し，原因を解除し正常圧に戻した状態で再度ポンプに装着して，輸液を開始すること．

チェックポイント
●同一輸液ルートでの自然落下式との併用は危険
●シリンジポンプは患者と同じ高さに設定する
●閉塞アラーム時の圧開放手順を間違わないこと
●輸液セットを外すときはクレンメや三方活栓を確実に閉める

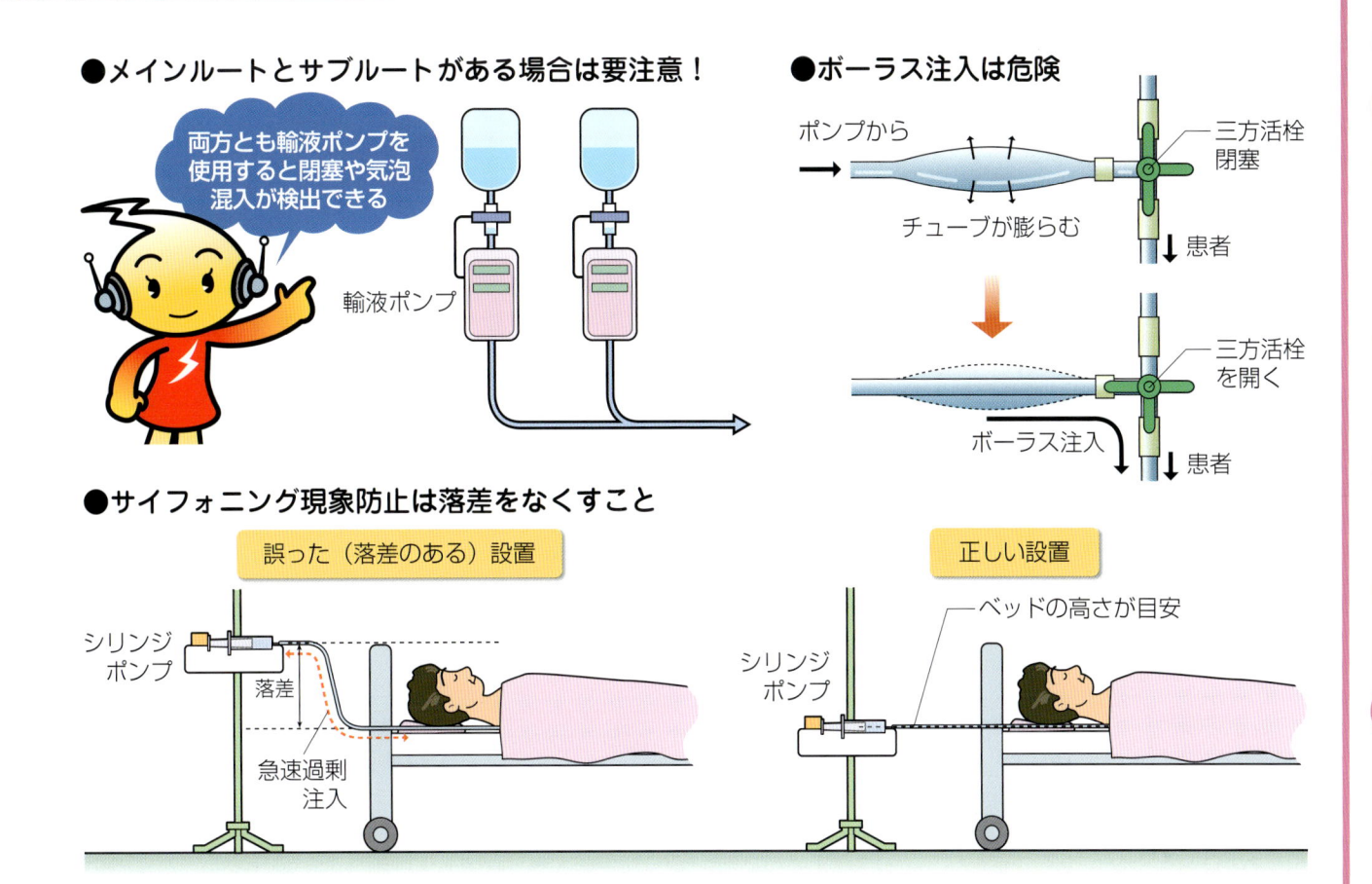

● メインルートとサブルートがある場合は要注意！

「両方とも輸液ポンプを使用すると閉塞や気泡混入が検出できる」

輸液ポンプ

● ボーラス注入は危険

ポンプから → チューブが膨らむ — 三方活栓閉塞 ↓患者

→ ボーラス注入 — 三方活栓を開く ↓患者

● サイフォニング現象防止は落差をなくすこと

誤った（落差のある）設置
シリンジポンプ
落差
急速過剰注入

正しい設置
ベッドの高さが目安
シリンジポンプ

IABPってなんだろー？

●アイ・エイ・ビー・ピー？

IABPとは，Intra（内部の）-Aortic（大動脈の）Balloon（風船）Pump（ポンプ）の頭文字を並べたもの．日本語では「大動脈内バルーンポンプ」という．

大動脈に入れた「風船（バルーン）」をふくらませたりしぼませたりして，弱った心臓を助ける「お助けマシン」のこと．

●効果は2つ，「押し屋」と「引き屋」

心臓の冠状動脈は，心臓の筋肉の中を走っているので，心臓が堅く収縮しているときはつぶれて血液が流れにくい．かえって，緊張がとける拡張期に心筋内の動脈は開き，血液が流れ，心筋に酸素や栄養分を送ることができる．

そこで，大動脈に風船を入れて，心臓の拡張期の初め，すなわち大動脈弁の閉まった瞬間に膨らませると，風船の体積分だけの血液が大動脈弓のほうに押し上げられるので，大動脈弓の血圧が上昇する．この「押し屋」の効果で，冠状動脈への血液量は増加する．

一方，心臓が収縮して左心室圧が上がって，大動脈弁が開く寸前に風船を急速にしぼませると，左心室内の血液は，心臓が力を出さなくても勢いよく飛び出していく．

この「引き屋」の効果で心臓はたいへん楽になり，酸素消費量が少なくなる．

●血圧波形は逆転現象

IABPを施行しているときの動脈圧は，普通の動脈圧波形とはだいぶ違って，拡張期の血圧が収縮期より高いという「逆転現象」を起こし，独特の波形になる．この逆転波形がIABPの力のもとである．

チェックポイント
- ●押し屋は「冠状動脈血流量増加効果」
- ●引き屋は「心臓の負荷軽減効果」
- ●バルーン容積は30〜40mL程度
- ●バルーンに送るガスは軽いヘリウムガス

●IABP中の血圧波形

心電図

大動脈圧
- IABPなし
- IABP中
- 拡張期の血圧が高くなる

バルーン内圧
- 膨らむ
- 縮む
- 膨らむ
- 縮む

IABPとは弱った心臓の"お助けマシン"です！

冠状動脈は開いている
膨らんだバルーン

大動脈弁
冠状動脈はつぶれている
縮んだバルーン

●拡張期
「押し屋」効果
↑膨張

●収縮期
「引き屋」効果
↓収縮

ピストン 押す
駆動部（本体）

ピストン 引く
駆動部（本体）

121

IABP
恐いのはタイミングミスとバルーン破裂

● バルーンの構造
　薄く丈夫で血栓ができにくい高分子膜からできており，カテーテルの先端にコヨリのように巻きつけられた状態になっているものを，大腿動脈から経皮的に挿入する．

● 駆動装置の構造
　「本体」と呼ばれているが，心電図タイミング回路，ガス送排気部，心電図・血圧などのモニタ部よりなる．トラブル時のメッセージや対処方法なども表示．

● 膨張・収縮のタイミングは？
　バルーンの膨張・収縮は心電図をトリガ信号（タイミング信号）とする．T波の頂点でバルーンを膨張させ，QRSの直前で収縮させる．最適タイミングは，個人差や心拍数で微妙に変化するので，最終的には動脈圧波形を見ながら，バルーン収縮による収縮期末圧が十分低下し，かつ，バルーン膨張による拡張気圧が十分上昇するように設定する．

● チューブ内の漏れ血液に注意
　中でバルーンが破裂すると，血管内にガスが飛び散り，末梢ガス栓塞が起こる．外部に出たチューブ内が少しでも赤くなったら直ちに運転を中止し，バルーン交換が必要．

● チューブの接続・曲がりにも注意
　接続部から大気にガスが漏れると，効果が半減する．ガス抜けが多いときは接続部をチェックする．
　また，チューブが折れ曲がるとガスが走れない．モニタ画面上のバルーン圧が異常高値を示したら要点検．

チェックポイント
- 本体には停電用バッテリー内蔵
- 血圧波形・ペースメーカ信号もトリガに使う
- モニタ部の観測を怠るな
- 末梢血流もときどきチェックする

●IABPのチェックポイント

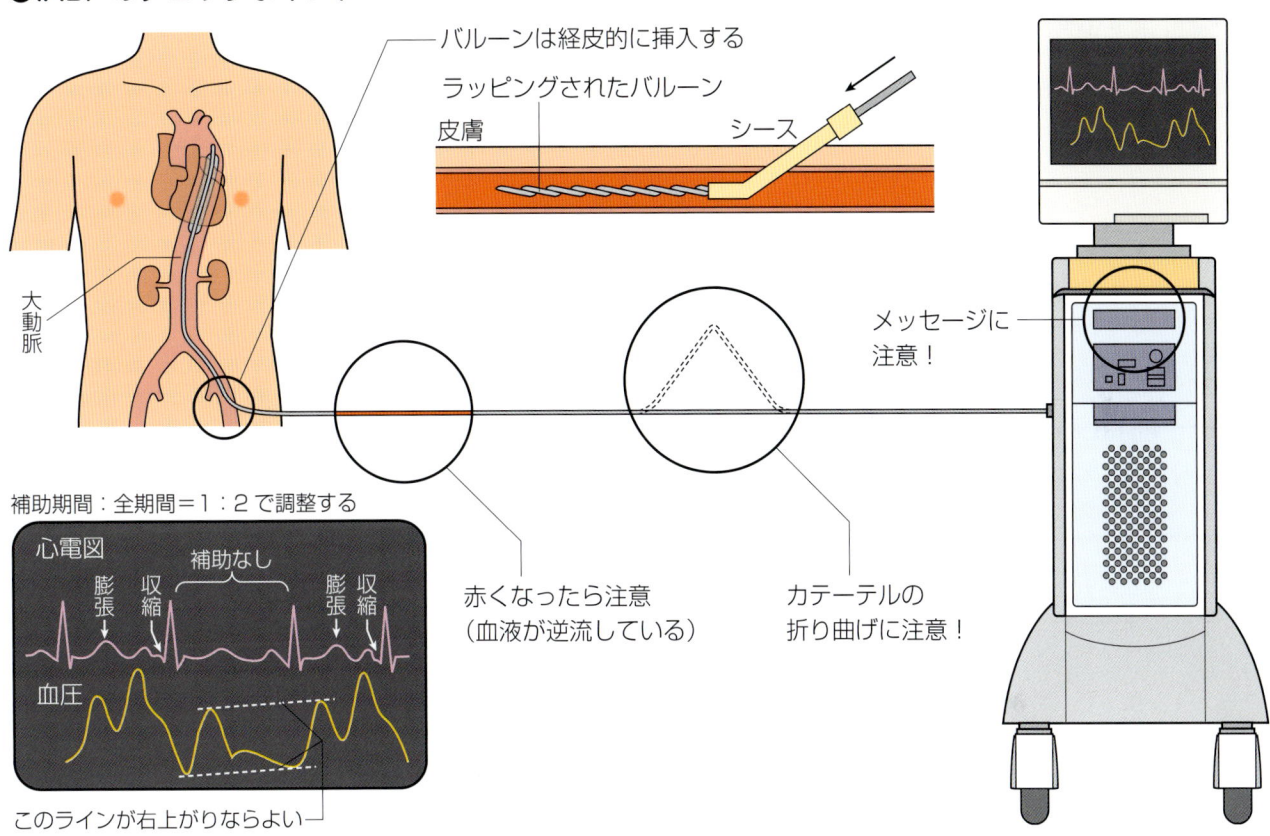

- バルーンは経皮的に挿入する
- ラッピングされたバルーン
- 皮膚
- シース
- 大動脈
- メッセージに注意！
- 赤くなったら注意（血液が逆流している）
- カテーテルの折り曲げに注意！

補助期間：全期間＝1：2で調整する

心電図　補助なし　膨張　収縮　膨張　収縮
血圧
このラインが右上がりならよい

電気メス

電気メスは焼きゴテではありません！！

● 手術室の「嫌われもの」だが……

電気メス（正式には「電気手術器」という）は，20世紀初頭に発明され，現代外科手術を陰で支えてきた「功労者」なのに「熱傷・雑音・感電・爆発」という4大イタズラのため，手術室ではナースの「嫌われもの」の代表格である．

でも，もうちょっとその"性格"を理解してやって，スマートに付き合ってほしい．

● 本体，メス先，対極板

「本体」でつくられた高周波電流*は，「メス先（「アクティブ電極」とも呼ばれる）」に運ばれ，細い火花の形で生体に流入する．その流入点の細胞には，電流が集中的に流れるので，大きな熱が発生する．この熱で，生体は切開・凝固される．

一方，用が済んだ電流は，広い「対極板（患者プレート）」で電流を分散させて，安全に回収され，本体に戻っていく．

このように，電気メスでは，電流によって，細胞自身が熱（ジュール熱という）を発しているのであって，電流でメス先を熱して真っ赤なヤキゴテにしているわけではない．

* 高周波電流：人体は電気に敏感で感電しやすいが，非常に高い周波数の「高周波」なら，大電流を流してもビリビリ感じない．このため，電気メスでは 0.3〜5MHz の高周波が使われている．市販品は 500kHz 付近のものが多い．

チェックポイント
- 各部の役目を知ろう
- 500kHz 以上の高周波が使われる（高周波電流は安全電流）
- 数百 mA の電流が流れる
- 集中した電流は高熱を発する

●電気メス 4つのイタズラ

- 熱傷
- 雑音
- 感電
- 爆発

各部の役目を よく知ろうネ！
ハーイ！

●電気メスの基本構成

- 高周波電流
- メス先ホルダ
- メス先電極〈電流を集中させる〉
- 凝固スイッチ
- 切開スイッチ
- 電流が集中 → 発熱
- 電流分散
- 対極板（回収電極）〈電流を分散させる〉
- 切開出力
- バイポーラ出力
- 凝固出力
- 電気メス本体〈高周波電流を発生する〉
- 3Pプラグ

●高周波は感じにくい

（ビリビリ感じる電流）(mA)
1000
100
10
1

100　1K　10K　100K　1M (Hz)
（周波数）

電気メスで使う周波数

電気メス

切開と凝固はメカニズムが違います

● 切開は爆発だ

　切開スイッチを押すと，メス先からは連続的な高周波が出る．電流が流れ込んだ細胞は一瞬のうちに100℃に達し，水分が蒸気になって吹き飛んでしまい，組織は次々に裂けてしまう．これが切開だ．

● 凝固は乾燥だ

　凝固スイッチを押すと，メス先からは断続的な高周波が出る．電流が流れている時相では細胞の温度は上昇するが，切れている時相では温度が下がる．これを繰り返すと，細胞の温度は70～90℃になり，乾燥化し，タンパク質や出血の凝固が起こる．

● 混合はチャンポンだ

　断続高周波の流れているほうの時間を長くしていくと，凝固作用に切開作用が混ざってくる．すなわち，凝固しつつ切開できるようになる．この出力を混合（切開）という．

● 凝固にもいろいろある

- ピンポイント凝固：狭い範囲の普通の凝固．目的の場所に限定できる．
- スプレー凝固：火花が広範囲に飛んで，出血面を広く凝固（面凝固）できる．便利な凝固．
- バイポーラ凝固：ピンセット型のメス先で挟んだ部分だけを凝固．微細手術向き．

チェックポイント

- 目的に応じたモード選択を
- スプレー凝固は広い出血面に最適だが，高電圧に要注意
- 出力は必要最低限に
- 熱いメス先が乾いたガーゼに触れると発火する

●切開はバクハツだ！

連続波

メス先電極

蒸気爆発（切開）

●凝固はカンソウだ！

温度上昇

温度下降

断続波

乾燥化（凝固）

切開と凝固メカニズムが違うよ！

●凝固にもいろいろある

低電圧

ピンポイント凝固

高電圧

遠くまで火花が飛ぶ

スプレー凝固
（広範囲な止血）

●バイポーラには対極板がいらない

モノポーラ

バイポーラ

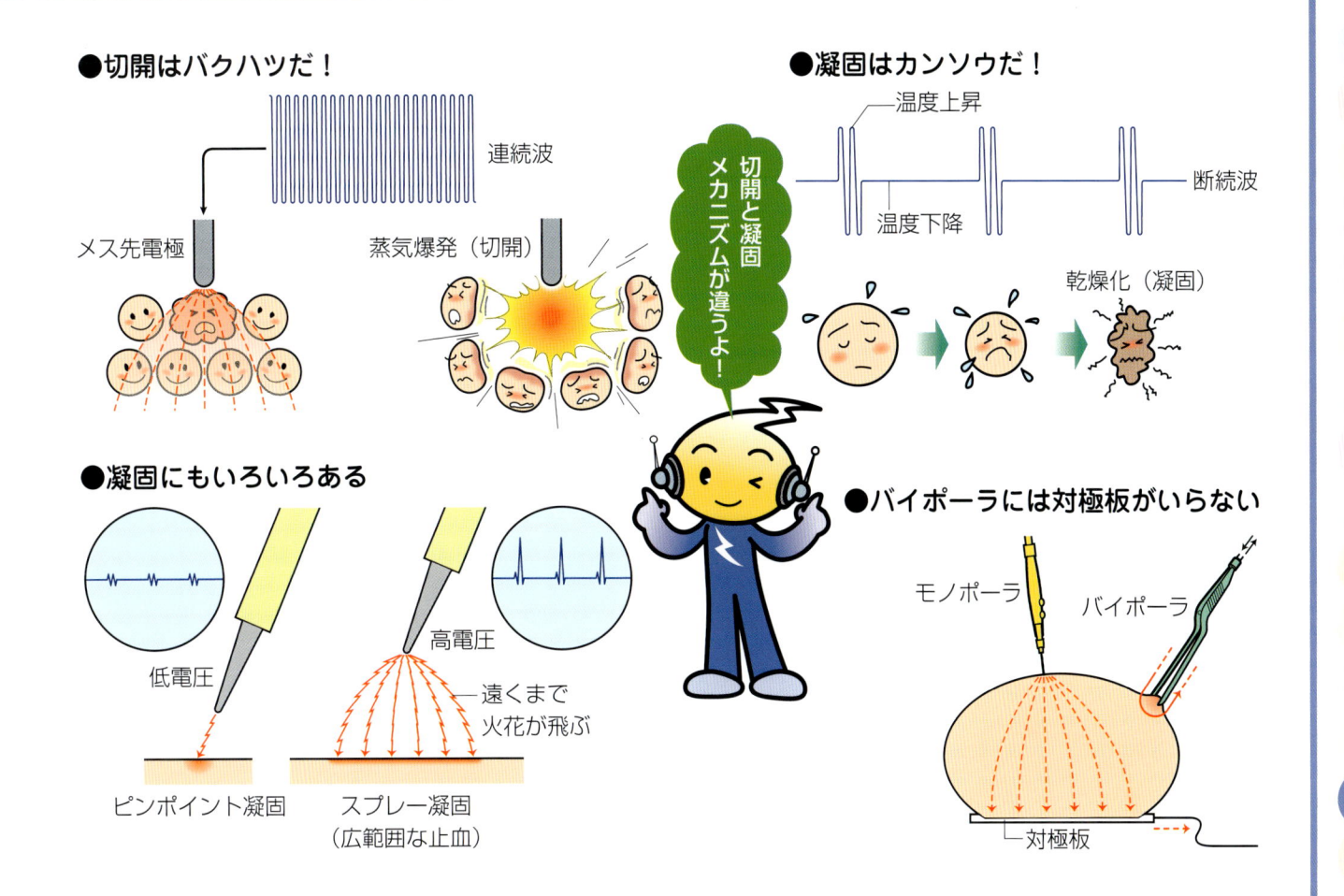

対極板

電気メス

廃品回収には大きなリヤカーが必要です

●対極板は廃品回収屋さん

電流による発熱は，電流の集中度（電流密度）が大きいほど大きい（電流密度の2乗に比例する）．メス先で100℃になっても，体の内部では電流は広がるので，まったく熱が発生しない．仲間と離れ離れになった電流は元気がなくなる．

仕事を終えて，用がなくなった電流をバラバラにしたまま，安全に回収するのが対極板の役目．

●対極板は大きいほうが安全

電気メス電流は，出力を大きくするほど大きくなるので，対極板の面積も大きくしなければならない．だから，小児用の小さい対極板を使いたければ，出力は必要最低限でガマンしなければならない．

対極板はほとんどディスポ型であるので，使用後は廃棄する．

●いろいろな対極板

・高分子ゲル全面接着型：最も多い形式．全面が有効．身体上部にも貼れる．
・絶縁型（静電容量型）：薄い絶縁膜が表面を覆っている．高周波は通るが低周波は通らない．対極板接地形電気メスには不向き．
・再使用型：等身大の大型の絶縁型で再使用型の対極板．使用後の清掃と目視検査が必要である．

チェックポイント
● 小児用対極板を使うときの出力を抑えて
● やわらかく密着性のよいのがいい
● リード線付きが使いやすい
● ディスポ型には使用期限がある

● 対極板は電流の回収屋さん！

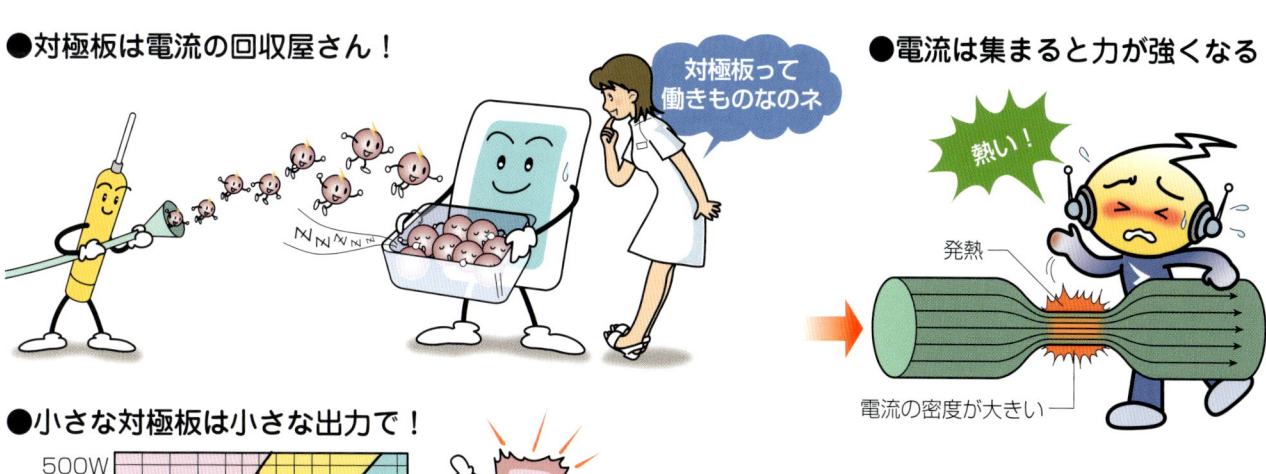

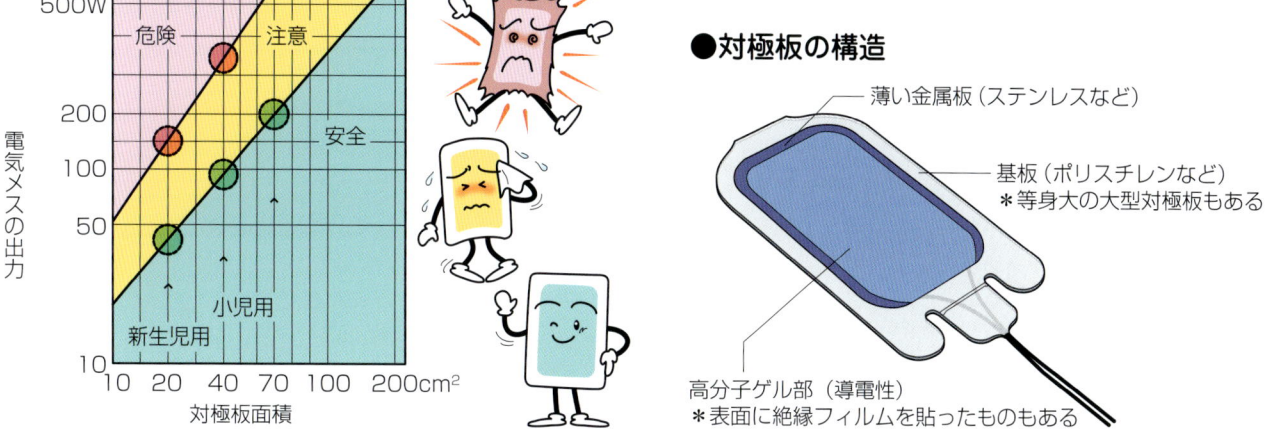

対極板って働きものなのネ

● 電流は集まると力が強くなる

熱い！

発熱

電流の密度が大きい

● 小さな対極板は小さな出力で！

500W
危険　注意
200
100　安全
50
新生児用　小児用
10
10　20　40　70　100　200cm²
対極板面積
電気メスの出力

● 対極板の構造

薄い金属板（ステンレスなど）

基板（ポリスチレンなど）
＊等身大の大型対極板もある

高分子ゲル部（導電性）
＊表面に絶縁フィルムを貼ったものもある

> 電気メス

"不良"と"ワキミチ"がヤケドのモト

● 熱傷の主因は接触不良

対極板は広い接触面積がイノチ．身体との接触面積が小さくなると，そこに電流が集中し（電流密度が大きくなり），熱傷に至る．

中央部分の浮き上がり，術中の対極板のズレ，小さすぎる対極板，これらは"接触不良"の元凶．

● 分流も熱傷の副因

「メス先から対極板への道」が"本流"．接触した手術台や電極などから"わき道"にそれてしまうのが"分流"．分流経路としては，モニタ用心電図電極，手術台との接触部，身体固定金具，濡れた四角布などが考えられる．

分流防止は，対極板の適切な部位への全面接着，金属部への身体の接触防止，フローティング形電気メスの採用などがカギ．

● 身体部分どうしの接触も危険

カカトどうし，指先と脇腹などの微小部分どうしが接触すると，この部分に分流した高周波電流が集中して熱傷が発生する．接触しそうな部分を離すか，間に乾いたタオルを入れる．

● 対極板の適正装着がカギ

対極板は全面が均一に装着できて，かつ筋肉が豊富な部位に装着する．大腿部，背中，臀部などが一般的．

チェックポイント

- ●対極板推奨部位
- ・フラットで毛の少ないところ
- ・血行のよい肉の厚いところ
- ●避けたい部位
- ・骨っぽい部分や血行不良部分
- ・細い腕や肉の薄いところ

● 接触不良がヤケドの主因

真ん中が接触不良

小さな対極板

対極板のズレ

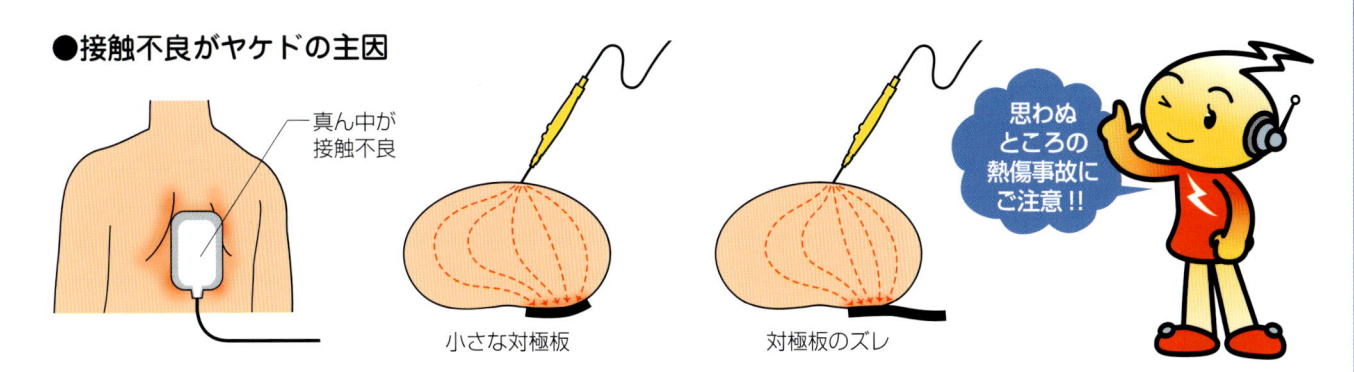

思わぬところの熱傷事故にご注意！！

● 対極板接地形電気メスの高周波分流

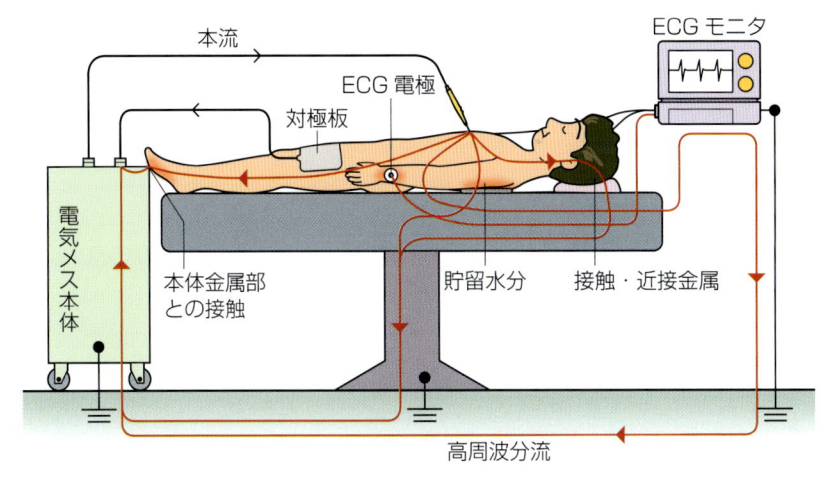

本流
ECG電極
対極板
ECGモニタ
電気メス本体
本体金属部との接触
貯留水分
接触・近接金属
高周波分流

● 身体の部分どうしが接触するとキケン！

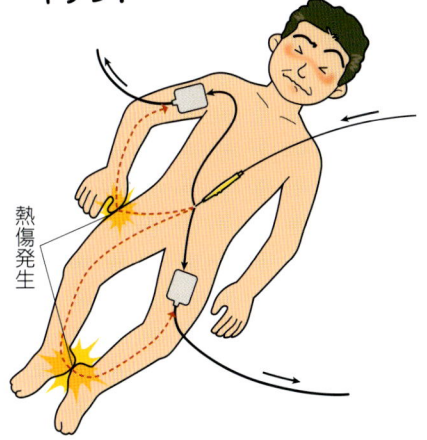

熱傷発生

電気メス

フローティング形が安全

「ME機器の生きた化石」とも言われて，手術室の片隅でひっそり生きてきた電気メスも，種々，改良が加えられてきている．

●フローティング形は分流対策

従来の電気メスは，対極板が大地につながっていたので，高周波電流が漏れると「分流熱傷」を起こした．

この対策として登場したのが，対極板を大地から浮かしたフローティング形（非接地形）電気メスである．高周波電流は大地に漏れても，本体に還っていけないので，金属接触部などに熱傷が起こる心配がない．

●安全モニタはご意見番

対極板のコード断線や接触不良などが発生したときに「ビーッ」と知らせてくれるのが安全モニタである．

①対極板コード断線モニタ

対極板コードを2本にしておいて，この中に往復電流を流して，とぎれるとアラームを発する．本体からコネクタが抜けるとアラームが鳴って出力が停止する．

②高周波分流モニタ

メス先にいく電流と対極板から還ってくる電流の差を検出して，この差が大きくなるとアラームを鳴らし出力を停止する．

③対極板接触不良モニタ

1枚の対極板が2つに分かれており，検出電流が一方から身体に入り他方から出てくるので，接触が不良になると検出電流が小さくなりアラームが鳴って出力が停止する．専用の対極板が必要である．

チェックポイント
- ●フローティング形にも漏れはある
- ●警報が鳴らなくても注意を怠るな
- ●対極板の装着が事故防止のカギ
- ●接触不良モニタが一番安全

● フローティング形は分流しにくい

対極板接地形

本体 金属接触部
分流する

フローティング形

本体 金属接触部
侵入禁止
分流しない

フローティング形
なら大丈夫！

● "安全モニタ" いろいろ

本体

高周波分流モニタ　　対極板コード断線モニタ　　対極板接触不良モニタ

● 接触不良モニタにはスプリット型（ダブル型）対極板が必要

検出電流

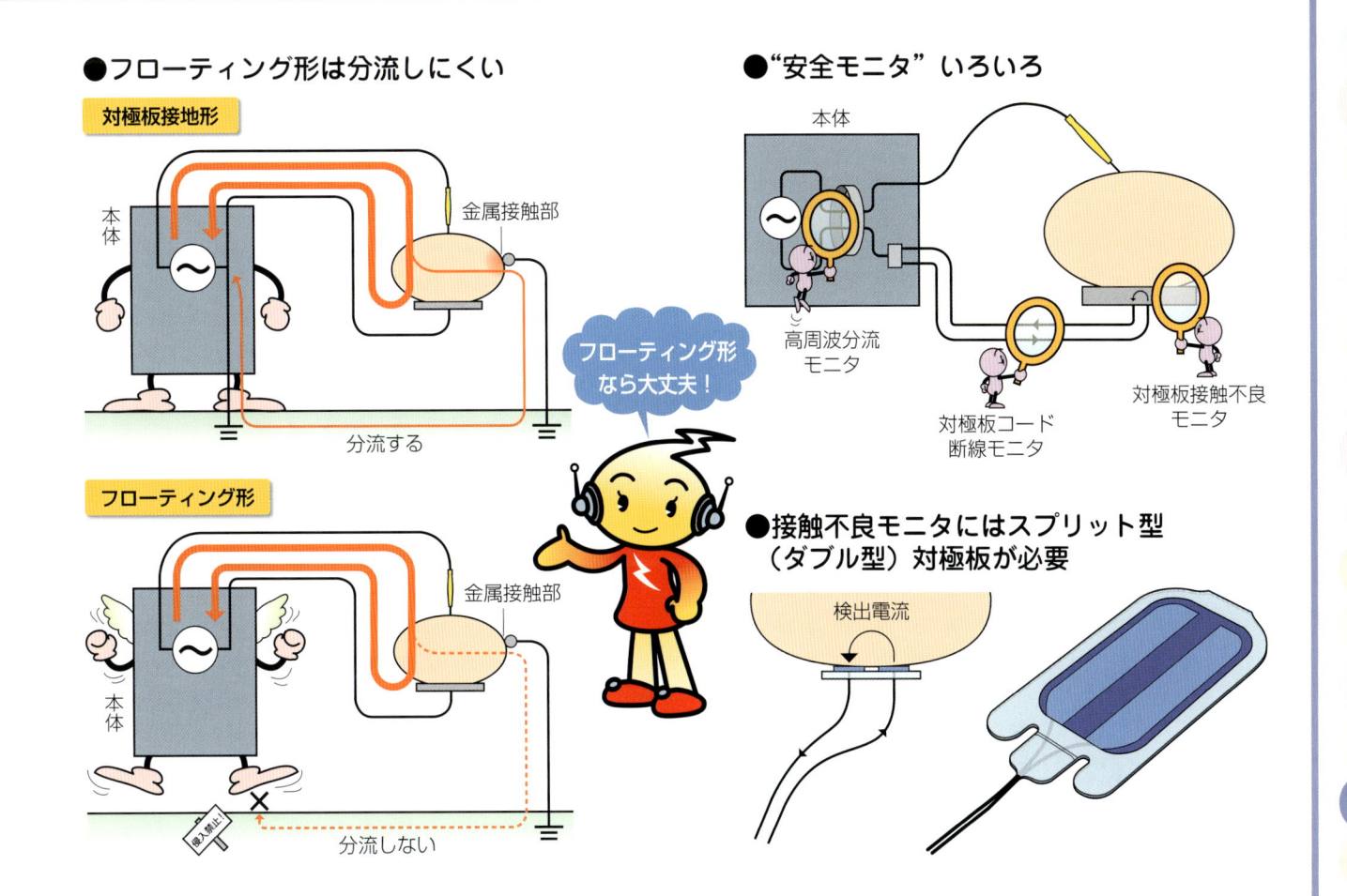

133

電気メス

電気メスで輸液ポンプが狂った？

電気メスを使っているときには，患者の身体の電圧は数十Vになる．メス先コードや対極板コードからは電波が飛び出ている．メス先火花は，パルス雑音や低周波雑音を生み出している．電気メスは雑音がいっぱい．

● 電気メスのモニタ障害

電気メス使用中は，脳波や心電図は雑音に埋もれて見えなくなってしまう．血圧モニタ波形にも雑音が乗り，基線も動いてしまう．体温モニタも表示値がバラバラ変わる．「電気メス対策済モニタ」を使うのがよいが，完全なものはまだない．

隣接する検体検査室の精密検査機器が誤動作したという報告もある．

● 輸液ポンプが狂う？

メス先コードや対極板コードが，輸液ポンプやシリンジポンプのすぐ上を走っていると，ポンプが止まったり，輸液量が異常になることがある．中のマイコン（ポンプをコントロールしている小さなコンピュータ）が雑音で狂ってしまうからだ．

マイコン搭載機器は「できるだけ離す」．これが対策．

● ペースメーカも止まる？

植込みペースメーカは，止まったり，動作が不規則になったりする．電気メス雑音をR波と勘違いするからだ．固定レートにプログラムして手術するのが最善手．

チェックポイント
- 電気メス出力は必要最低限に
- コード類はできるだけ機器から離す
- 周囲の機器をよく観測する
- 障害の対策はメーカに相談する

●電気メスの悪影響が…

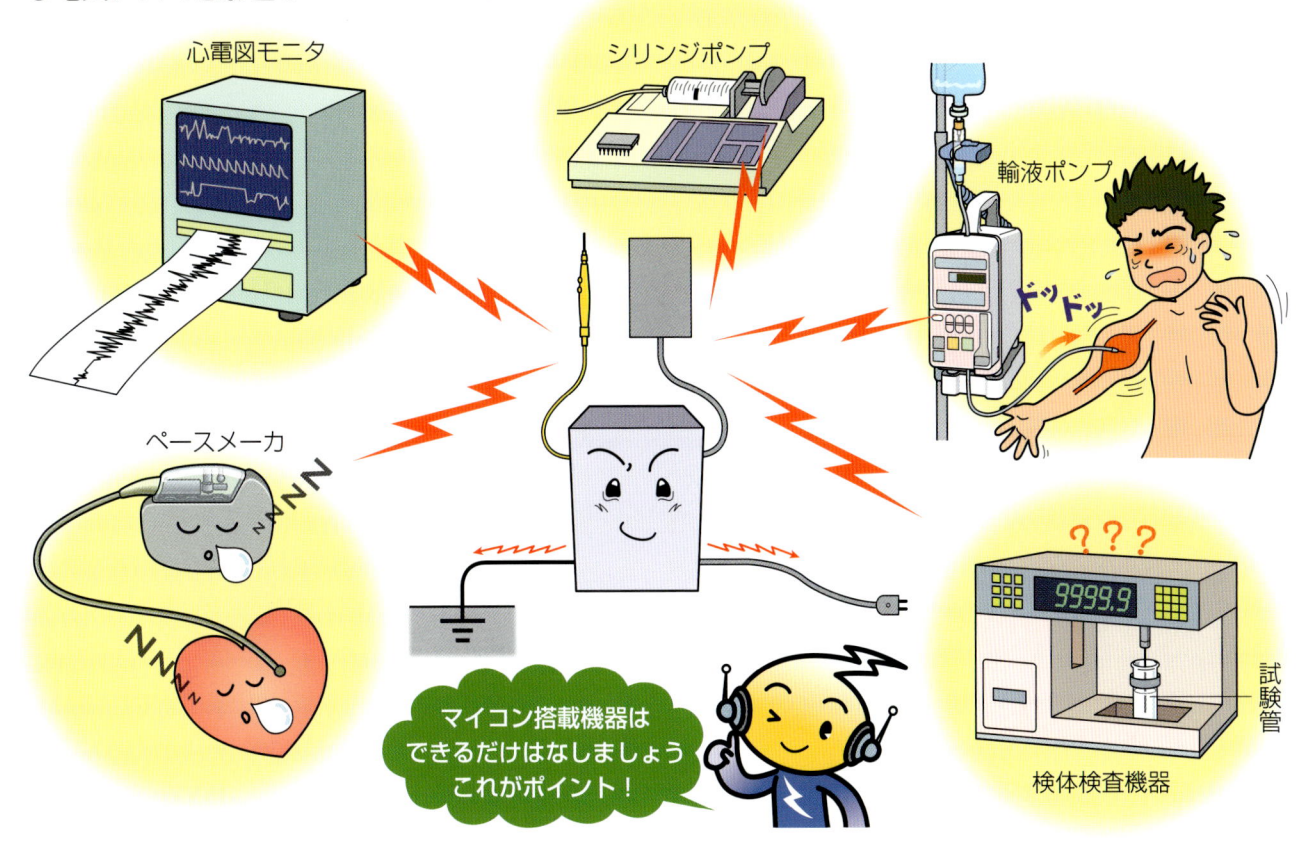

心電図モニタ

シリンジポンプ

輸液ポンプ

ペースメーカ

検体検査機器

試験管

マイコン搭載機器はできるだけはなしましょうこれがポイント！

> 電気メス

"殺人光線"の平和利用, "レーザメス"

● レーザ (LASER) って何？

レーザは「誘導放出による光の増幅」(Light Amplification by Stimulated Emission of Radiation) という, 何やら難しそうな物理現象を表す英文の頭文字を並べたもの.

簡単に言うと, 1つの光が2つ, 4つ, 8つと双子を生みつつ倍々ゲームで増殖して, 一条の強力光になったものである.

● レーザ光の性質は？

レーザ光は, 1つ1つは兄弟で性質がまったく同じ光, 単色光である. 簡単なレンズでほぼ完全に1点に収束できる. その焦点に物を置くと, 非常に高温になり, 一瞬に蒸発させたり凝固させることができる.

● レーザメスへの応用

レーザ光線をレンズによって, 生体組織に収束させ, 組織を切開, 凝固する機能をもった装置をレーザメス (正式にはレーザ手術装置) という.

レーザは, それを出す物質の種類によってその波長が違い, 生体組織での吸収度が違う.

現在よく使われているのは, 切開用に炭酸ガスレーザ (遠赤外線領域), 止血にヤグレーザ (近赤外線領域), 眼科の光凝固用にアルゴンレーザ (青色, 緑色の可視光) などがある. 最近は可視光 (緑) のKTPヤグレーザが切開用として使われる.

チェックポイント
- 決して眼に当ててはいけない
- 金属手術具からの反射も危ない
- 専用保護眼鏡をナースもかける
- 発生する煙は毒. 速やかに排煙

●レーザって何？

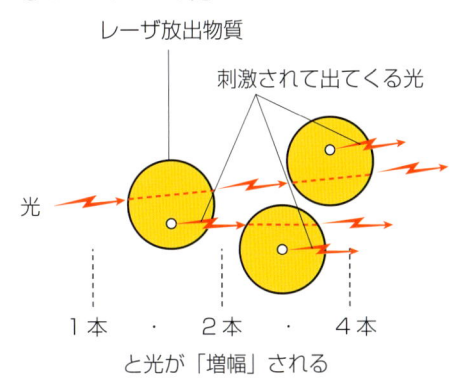

レーザ放出物質
刺激されて出てくる光
光
1本・2本・4本
と光が「増幅」される

これがレーザでっす!!

●レーザ光の性質は？

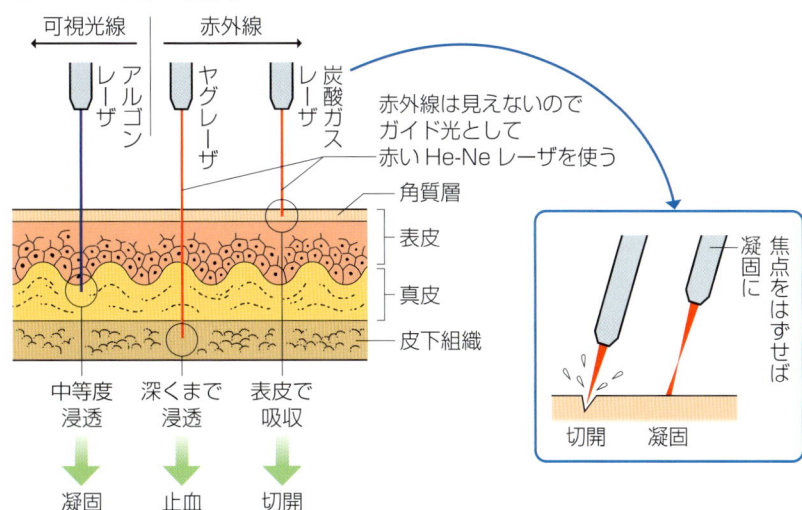

可視光線 ← → 赤外線

アルゴンレーザ／ヤグレーザ／炭酸ガスレーザ

赤外線は見えないのでガイド光として赤いHe-Neレーザを使う

角質層
表皮
真皮
皮下組織

中等度浸透 → 凝固
深くまで浸透 → 止血
表皮で吸収 → 切開

焦点をはずせば凝固に
切開　凝固

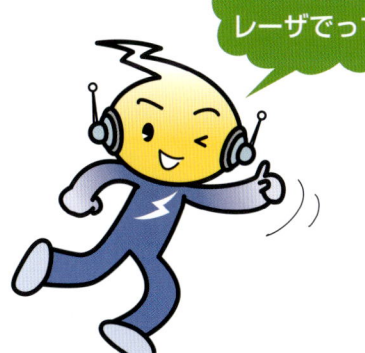

●レーザ3種の"神器"

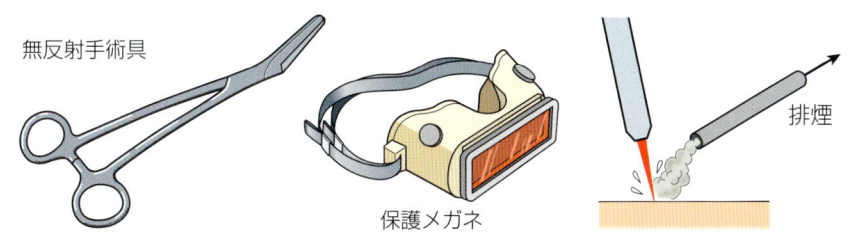

無反射手術具

保護メガネ

排煙

> 電気メス

"超音波メス"は"豆腐製造器"?

● サクガンキは音波破壊機?

強力振動は岩をも崩す．削岩機は，ダッダッダとものすごい音がする．いわば，強力音波で崩しているのだ．この原理でいくと，生体組織も音波で崩せるはずだ．

● 超音波なら安全?

削岩機をオペ室に持ち込んだら，話しも何も通じない．麻酔中の患者も起きてしまう（カモ）．

同じ音でも，2万Hz（20kHz）を超えると静かになる．聞こえなくなるからだ．これを超音波（可聴音を超えた音）という．超音波の振動なら静かに組織を破壊できるだろう．

● 超音波メス

20〜25kHzの超音波でロッド（長い金属棒）の先端を0.1〜0.2mm振動させ，これを生体の軟部組織に当てると，組織はグズグズの豆腐状になる（乳化）．この豆腐を，滅菌水を注入しながら管状になったロッドの中央部から吸引していくと，組織の病巣部を吸引除去できる．

これが超音波メスで，正式には「外科用超音波吸引機」とか「超音波手術装置」と呼ばれる．肝臓や腎臓などの実質性臓器の手術に適している．

● 超音波凝固切開装置

こちらは超音波（50kHz前後）でメスを機械的に高速振動させて，組織を機械的に切開するもの．また，摩擦熱で組織を凝固させることができる．

チェックポイント
- ハンドピースの落下に注意
- 滅菌はEOガスが最適
- ロッド接触によるヤケドに注意
- 寄生振動で音が出る（耳の保護）

● 低周波振動と超音波振動の違い

ガガガ
低周波振動

シ〜ン
超音波振動

● 超音波メスの構造と原理

洗浄水
吸引
電気

超音波振動子
振動（約2万回／秒で伸び縮み）

洗浄水
吸引

滅菌水

洗浄水
吸引

吸引用ポンプ
吸引物入れ
本体

200μぐらいの振動
組織の破壊・細分化

● 超音波凝固切開装置（ハーモニックスカルペルなど）

切開・凝固

超音波振動子
（約5万回／秒で振動）

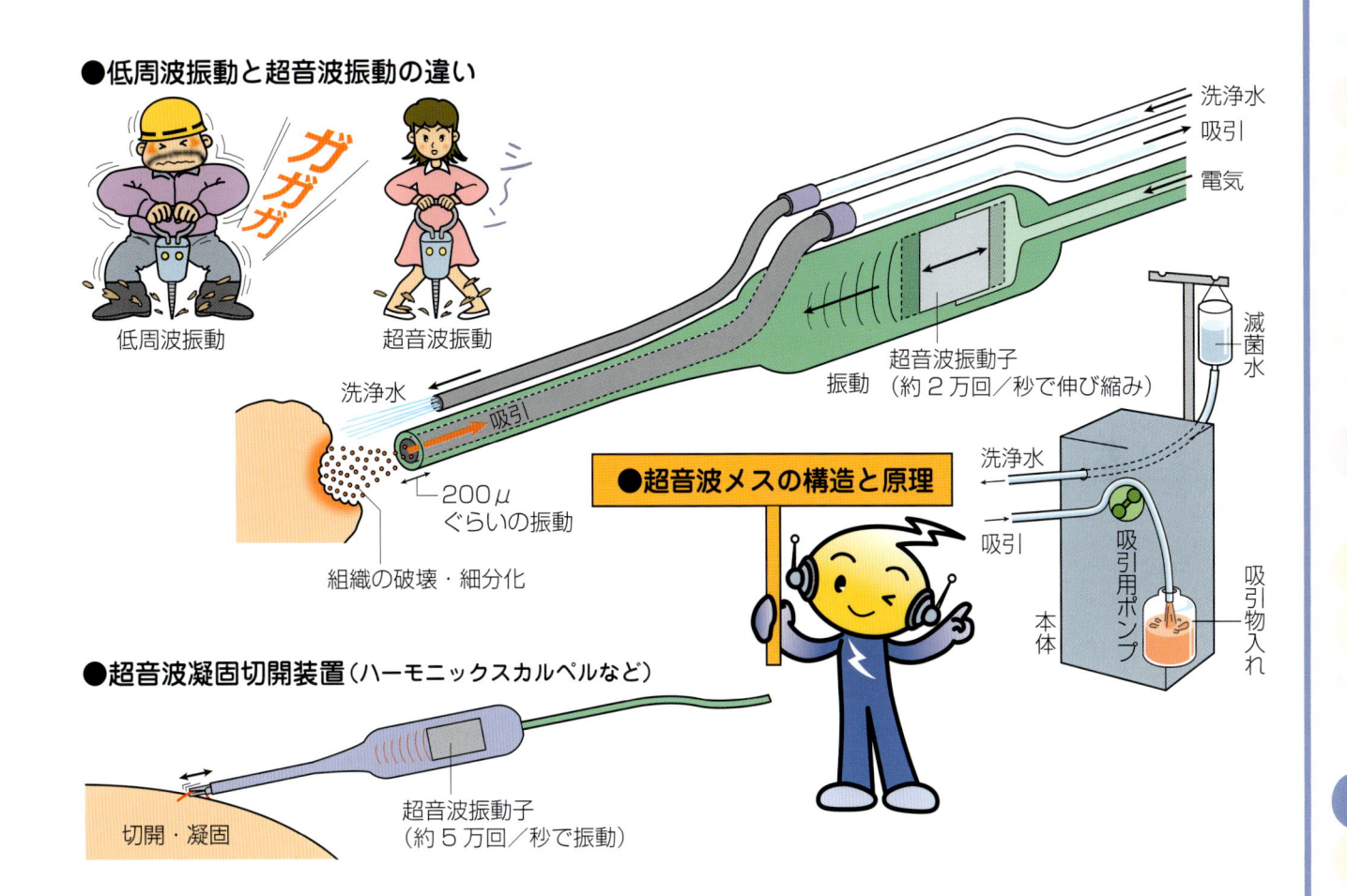

139

電気メス

まだまだ続々登場，MEメス

● 電子レンジで手術する？

2450MHzという非常に高い高周波(マイクロ波)で，食品の水分子をガチャガチャ振動させ，摩擦熱によって調理するのが電子レンジ．この原理で生体を焼いて凝固させ，止血や切離を行うのがマイクロ波手術器(マイクロ波メス)．

凝固能に優れ，出血の多い肝臓切除などには最適．

● 意図的凍傷？ 冷凍メス

病変組織を急速冷凍し，冷凍壊死させて除去するのが冷凍手術装置(冷凍メス)．液体窒素，液体二酸化炭素，液体亜酸化窒素，高圧フレオンガスなどが使われる．

組織侵襲が少ない，出血・疼痛が少ない，感染が少ない，瘢痕化しにくいなどの長所をもつ．

● がんを蒸し焼き？ RFA

肝臓のがん組織に体表から針を刺し込んで高周波電流を流し，がんを蒸し焼き(？)にするのがラジオ波焼灼療法．RFAと略記される．針は内部で傘の骨のように広がるタイプのものもある．電気メスの1種である．

● "ABC"は究極の電気メス？

アルゴン・ビーム・コアギュレータの頭文字がABC．新種の電気メス．

アルゴンガスの中を火花の形で電流が流れ，組織表面でガスとともに広がるので，表面全体を速やかに凝固してくれる．

チェックポイント
- 切る機能のないものもMEメスと呼ぶ
- マイクロ波メスは対極板がいらない
- RFAは数枚の対極板が必要
- ABCは面凝固の達人

●RFA（ラジオ波焼灼療法）による肝癌治療

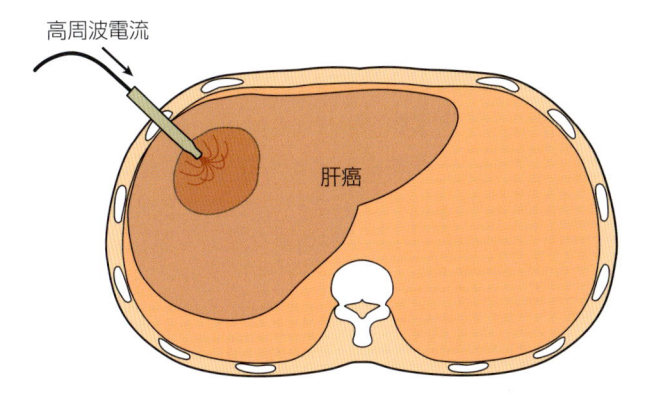

高周波電流

肝癌

冷凍メス

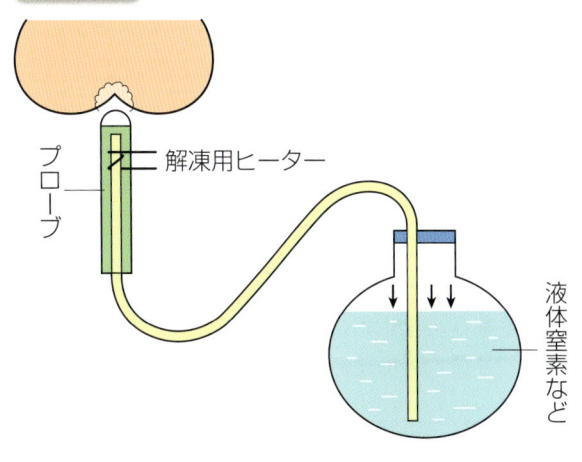

プローブ
解凍用ヒーター
液体窒素など

マイクロ波メス

電子レンジが手術する？

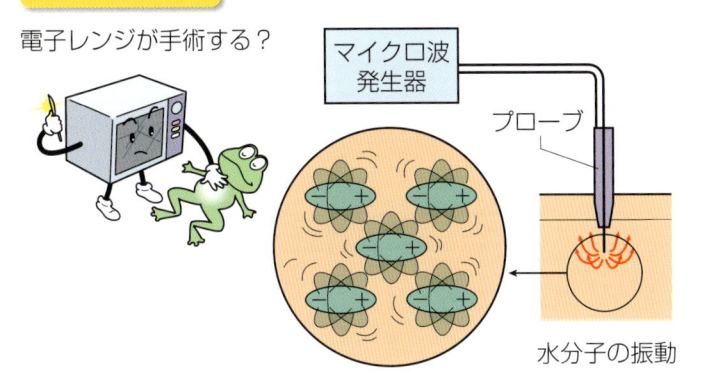

マイクロ波発生器
プローブ
水分子の振動

●アルゴンビームコアギュレータ（ABC）

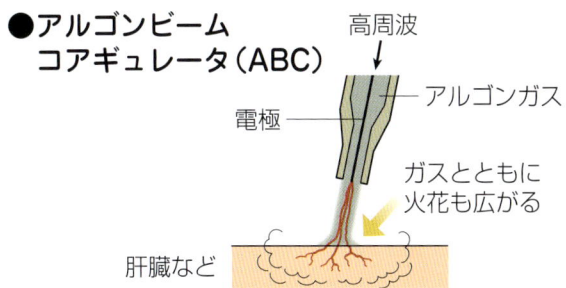

高周波
電極
アルゴンガス
ガスとともに火花も広がる
肝臓など

> 新しい医療技術

細いカテーテルで心臓を救う

● 心臓カテーテル検査とは

カテーテルを末梢血管から挿入し，心臓内や大動脈，冠動脈などまで到達させ，診断や治療を行うこと．虚血性心疾患や大動脈瘤などは外科的治療が行われていたが，今日ではカテーテルによっても治療が行われるようになった．

● 心臓カテーテルで行うこと

①心臓や血管の疾患の確定診断や重症度診断．
②心臓や血管内の血圧測定，造影，心拍出量測定，など．
③心血管のカテーテルインターベンション．

● カテーテルインターベンション

開胸，開腹手術などに匹敵する治療領域に，経皮的に末梢血管からカテーテルを挿入して行う治療のこと．

● 冠状動脈治療

冠状動脈内の狭窄部位にバルーンを挿入し，これを拡張させて血管を広げる方法を経皮的冠状動脈形成術（Percutaneous, Transluminal Coronary Angioplasty：PTCA）という．

● ステントとは

狭窄部位の血管内腔を内側から支持して血管の再狭窄を防ぐ金属製の網目状コイルのことで，免疫抑制剤や細胞増殖抑制剤で被覆した薬剤溶出ステント（Drug Eluting Stents：DES）が用いられる．

● 不整脈治療（カテーテルアブレーション）

心筋組織内で異常な伝導回路が形成されると，その中を興奮が回り続けて頻脈性不整脈が生じる．アブレーションとは異常な回路上にカテーテルを置き，高周波電流を流して焼き切る（熱凝固）ことで，不整脈の発生を抑制する治療のことである．

チェックポイント
- インターベンション（intervention）：介入という意味
- バルーン内圧は10気圧前後
- 心電図の変化に要注意
- ステントは形状記憶合金（ステンレススチールなど）

●カテーテルインターベンション（ステント治療）

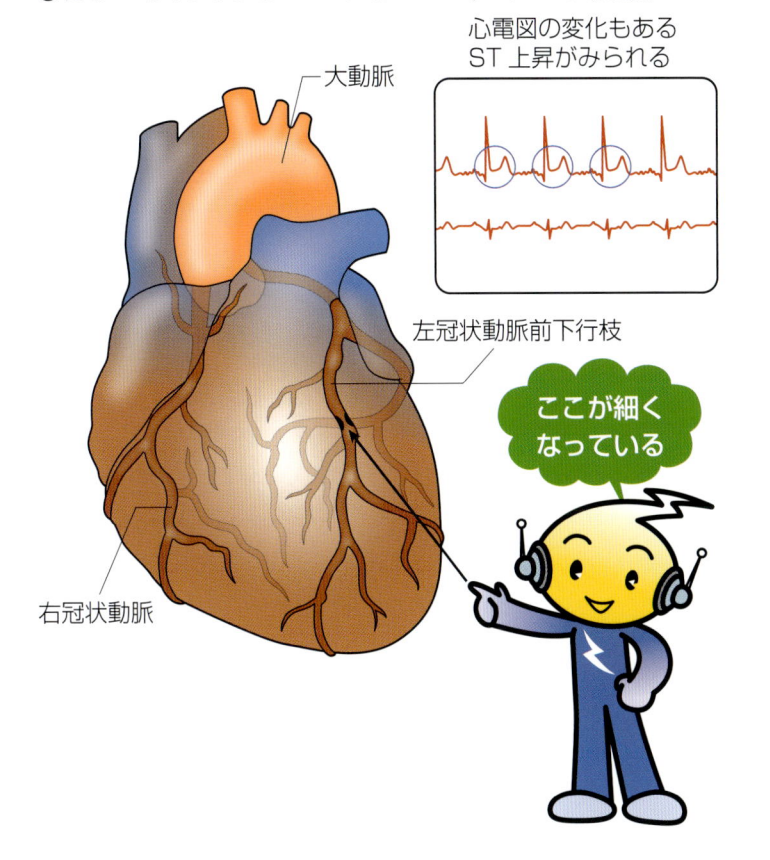

大動脈

心電図の変化もある
ST上昇がみられる

左冠状動脈前下行枝

右冠状動脈

ここが細く
なっている

●冠動脈ステントを用いた治療

狭くなっている位置

①ステント付バルーンカテーテルを挿入

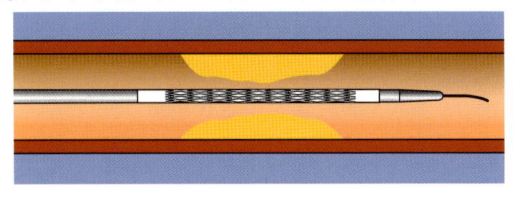

②バルーンをふくらませるとステントが拡がって，冠状動脈の内壁を押し拡げる

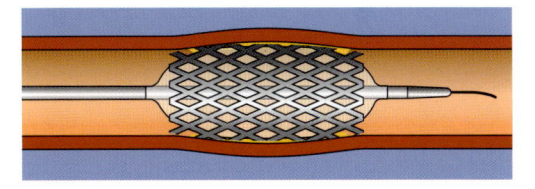

③バルーンを抜き取るとステントのみが残る

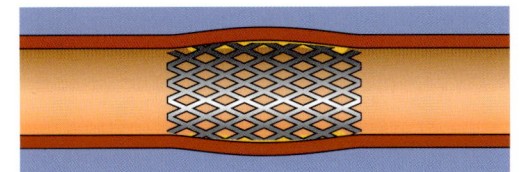

> 新しい医療技術

体の外から体内を診る

　内視鏡(endoscope)とは，体内腔(endo)を診る医療機器(scope)の総称．消化器内科をはじめいろいろな診療科で使用されている．また，現在頻繁に行われている内視鏡外科手術では，不可欠なもの．

● 昔は筒，今はCCDカメラやカプセルも

　内視鏡の原型はまっすぐな筒で，膀胱や食道に挿入していた．現在では外部からの操作で自由に位置を変えることができるファイバースコープが多用されている．内視鏡の先端部にCCDカメラを装着した電子スコープや，超音波発生器を装着した超音波内視鏡，内服カプセルのような形状の内部にカメラとデータ送信機能をもつカプセル内視鏡がある．

● システムの構成

　内視鏡装置は，スコープ，光源装置，モニタ，画像記録(ビデオ)装置などで構成されている．

　スコープは画像を体外に伝えるだけではなく，病変組織を鉗子で採取したり，薬液や空気の注入，分泌物や血液の吸引などができるような構造になっている．

● スコープの取り扱いには注意を！

① スコープは体腔内に挿入するために，洗浄や消毒を必ずする．
② スコープは慎重に取り扱い，移動の際には衝撃を与えないようにする．
③ 上部消化管検査のときは必ずマウスピースを使用し，スコープを噛まれないように介助する．
④ スコープを無理に曲げない．
⑤ 光源装置から照射される光の温度は高いために，十分注意をする．また監視時以外は光量を下げる．

チェックポイント
- スコープに衝撃を与えない
- スコープを無理に曲げない
- スコープの消毒を確実にする
- 送気・吸引ボタンの動作を確認する

● 消化器内視鏡装置

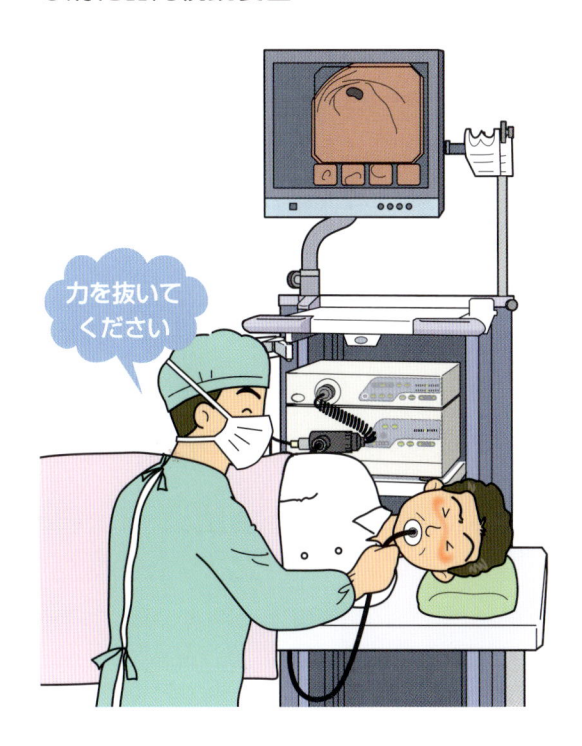

力を抜いて
ください

● スコープの取り扱いは慎重に

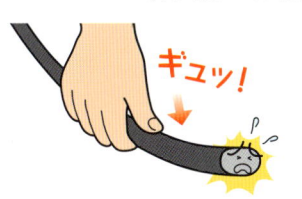

ギュッ!

先端部に力が集中したり，衝撃を
与えないようにする

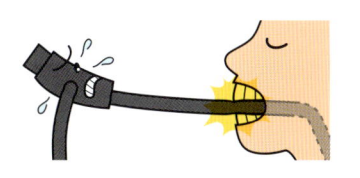

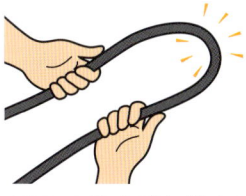

スコープを曲げすぎない

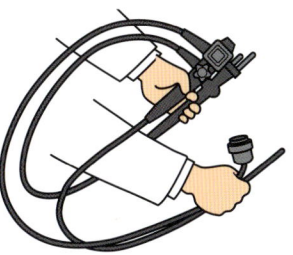

上部消化管検査中は必ずマウスピース
を使用し，スコープをかまないよう介
助する

スコープを持ち運ぶときの
保持のしかた

● カプセル内視鏡

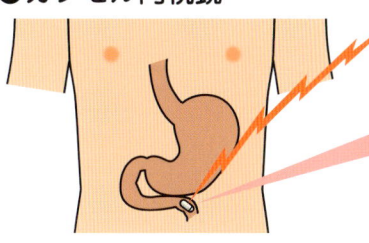

電波で体外にデータ送信

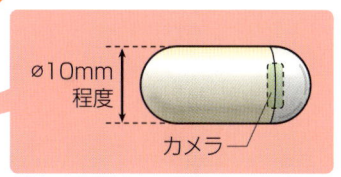

∅10mm
程度

カメラ

新しい医療技術

マジックハンドで手術ができる

● モニタを見ながらの手術

　内視鏡外科手術とは，皮膚より腹腔内にトラカールという中空の管を数本挿入し，そのうちの1本から内視鏡（光学視管）を挿入し，モニタシステムと接続して，画面を見ながらその他のトラカールよりいろいろな鉗子を挿入して手術を行うこと．

● システム構成

・自動気腹装置：腹腔内の圧力および二酸化炭素ガスの供給流量を調節する装置．気腹用ガスは二酸化炭素ガスを使用する．
・光学視管，光源装置およびモニタ：手術を行うために必要な腹腔内の情報を画像によって提供する装置．
・吸引・洗浄装置：腹腔内の洗浄や電気メスなどの止血時の焼灼による煙を吸引し，視野を確保する装置．

● 装置取り扱いのポイント

①非常電源（赤色コンセント）に接続する．
②気腹に使用する二酸化炭素ガスの残量と気腹圧を確認する．
③気腹チューブを所定の接続口に接続し，折れやつぶれがないことを確認する．
④光源装置との接続部から，光の漏れがないように十分注意をする（ヤケドすることもある）．
⑤カメラコントロールのホワイトバランス（色の調整）を行う．

● 電気メスを使用するときの注意点

　蒸散してくる煙の吸引管が必要である．電気メスは通常のものが使用されるが，体内で内部構造物同士の接触による体内熱傷や，トラカール挿入部に熱傷が起こる危険性がある．

チェックポイント
● 非常電源に接続する
● 気腹圧やガス残量を確認する
● 光源コードを確実に接続する
● ホワイトバランスをとる

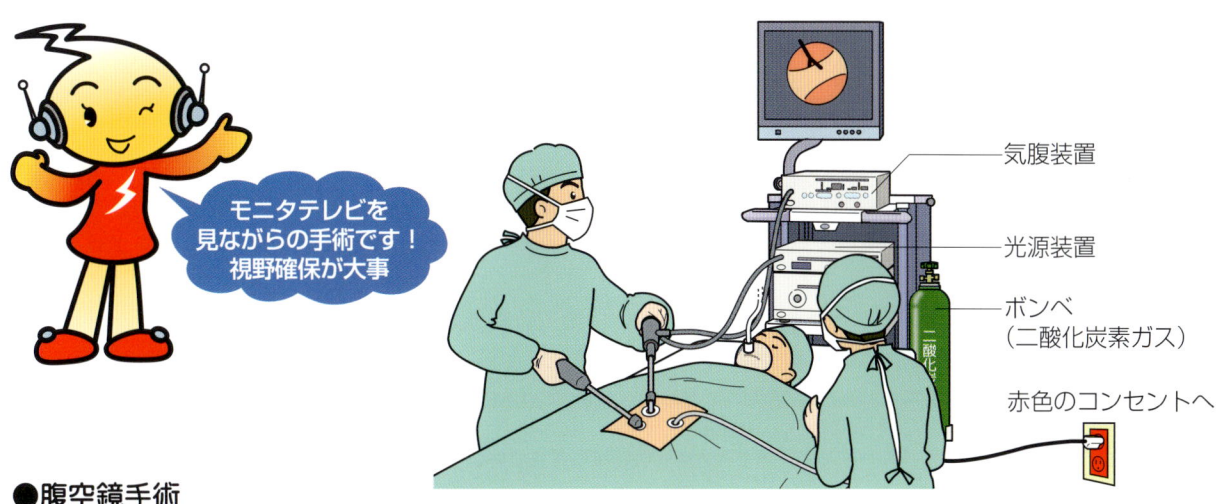

モニタテレビを見ながらの手術です！
視野確保が大事

気腹装置
光源装置
ボンベ（二酸化炭素ガス）
赤色のコンセントへ

● 腹空鏡手術

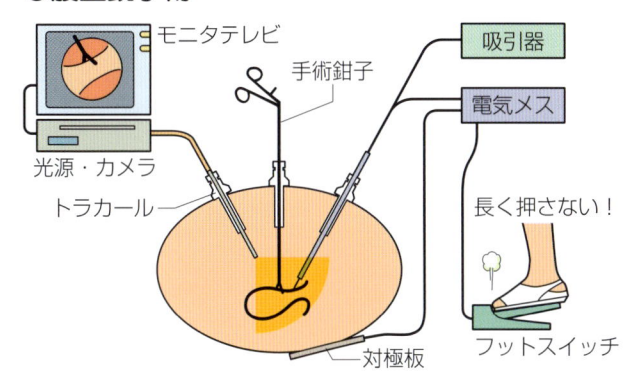

モニタテレビ
手術鉗子
吸引器
電気メス
光源・カメラ
トラカール
長く押さない！
対極板
フットスイッチ

● 電気メス電流の行く先に注意（火傷発生の危険性）

他の臓器の接触ヤケド
分流ヤケド

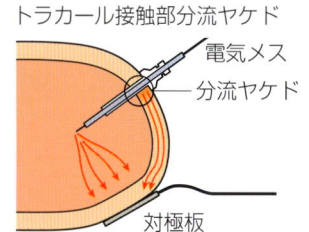

トラカール接触部分流ヤケド
電気メス
分流ヤケド
対極板

> 新しい医療技術

アトム腕とスーパーマン足が支える未来の医療と介護

　鉄腕アトムを目指してヒューマノイド型ロボットのアシモ（ASIMO）が誕生してロボット新時代の幕が開いた．

● 医療・介護には「着るロボット」

　ロボットスーツとかパワースーツというような「着るロボット」が実用化の段階に突入している．装着者の意思に従って自由に動き，人力の何倍もの力を出して，患者を楽々持ち上げることができる．医療・介護のように，「定式化した動き」だけでは対応できない環境では，最適なロボットといえよう．

● 患者が着ればアシストスーツ

　パワースーツの足部分を，リハビリが必要な患者に装着し訓練すると，一人で歩けるようになる．義手や義足の先を行く技術で，近い将来，町のあちらこちらで見られるようになるだろう．

● やさしい介護ロボット・癒し系ロボット

　患者のベッドからの移動の介助や，トイレやお風呂の世話をするような介護ロボットも実用化研究が盛んだ．また，かわいいペットのような動きや反応をプログラムされた癒し系ロボットも，医療・介護の領域での心のケアに非常に効果があることも証明されている．

● 見えないところでも手術できる手術ロボット

　遠く離れた場所の患者の手術や，手の届きにくい，見えにくい場所の手術では，手術ロボットが活躍する．手術野には，外科医の目の延長としての内視鏡と，外科医の指先の延長としての精巧なマニュピレータ（小さなマジックハンド）を，遠隔のコンピュータ装置から「運転」するロボットである．今後ますます普及していく分野である．

チェックポイント
- ロボットは力の増幅器
- 操作者の意思どおりに動くロボットが最適
- 介護ロボットには緊急停止ボタンが必要
- 将来の夢は血管内ロボット

● 医療・介護ロボット

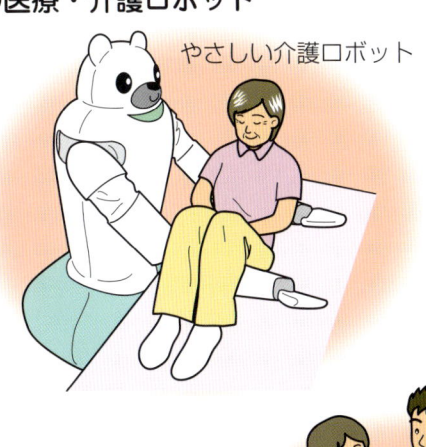

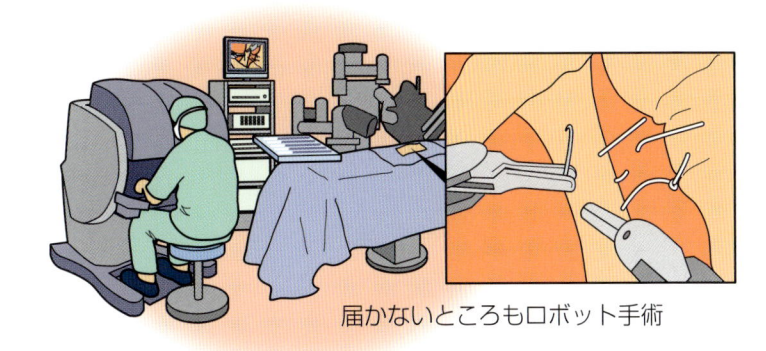

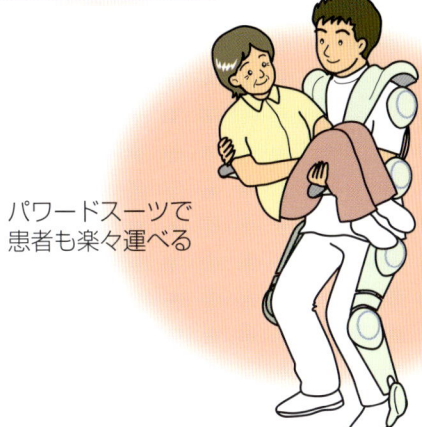

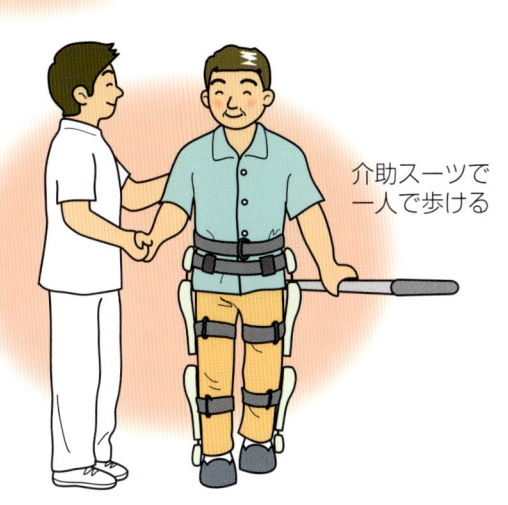

やさしい介護ロボット

届かないところもロボット手術

パワードスーツで患者も楽々運べる

介助スーツで一人で歩ける

149

INDEX

記号・欧文索引

- 24時間心電計 ……… 40
- 2D ……… 72
- 2Pコンセント ……… 14
- 3P・2P変換コネクタ …… 14
- 3Pコンセント ……… 12
- 3Pテーブルタップ …… 14
- 3Pプラグ ……… 12

- AED（Automated External Defibrillator） ……… 84
- B形 ……… 10
- Bモード ……… 68
- BF形 ……… 10
- Brightness（輝き） …… 68
- CE ……… 24
- CF形 ……… 10,16
- DDDペースメーカ …… 90
- HOT ……… 104
- ICHDコード ……… 90
- KTPヤグレーザ ……… 136

- Mモード法 ……… 70
- Magnetic Resonance Imaging（磁気共鳴画像法） ……… 76
- Motion（動き） ……… 70
- MRI ……… 78
- NBGコード ……… 90
- pulse on T ……… 88
- R波 ……… 34
- SpO_2（酸素飽和度） …… 54
- SPECT（シングル・フォトン・エミッション・CT） …… 80
- UCG ……… 70
- X線吸収率 ……… 74

和文索引

あ
- アース ……… 10, 12, 28
- アーム式 ……… 62
- 赤色 ……… 22
- アクティブ電極（メス先） ……… 124
- 圧規定 ……… 98
- 圧縮雑音 ……… 58
- 圧力調整器 ……… 110
- アブレーション ……… 142
- アラーム ……… 102
- アルゴン・ビーム・コアギュレータ ……… 140
- アルゴンレーザ ……… 136
- 安全モニタ ……… 132

い
- 一般非常電源 ……… 22
- 癒し系ロボット ……… 148
- 医療ガス ……… 108

う
- 植込み型除細動 ……… 26
- 植え込むタイプの除細動器 ……… 92
- 浮き上がり ……… 38
- 動き（Motion） ……… 70
- 腕の直径の1.5倍程度 …… 60

- 右房の高さ ……… 64

え
- 遠隔警報装置 ……… 108

お
- 扇形（セクタ） ……… 70
- 応答様式 ……… 90
- オキシヘモグロビン ……… 54
- オシロメトリック法 …… 62
- 温度センサ ……… 44

か
- 加圧バッグ ……… 64
- 解析機能付心電計 ……… 40
- 開放型保育器 ……… 106
- 加温・加湿 ……… 100
- 輝き（Brightness） ……… 68
- 各種モニタ ……… 24
- 拡張気圧 ……… 122
- 拡張期の初め ……… 120
- ガス残量 ……… 110
- 加速度センサ ……… 92
- 可聴上限 ……… 66

活動電位……………… 10	強力電波……………… 96	呼吸数……………… 92	**し**
カテーテルインターベンション…………… 142	強力電流……………… 96	固定レート………… 134	ジェネレータ………… 88
	着るロボット………… 148	誤動作……………… 18	自家用電源………… 22
カフ（マンシェット）…58, 60	銀塩化銀……………… 32	鼓膜温度……………… 46	磁気…………………… 76
カフ圧……………… 102	筋電図……………… 30	コロトコフ音………… 58	磁気共鳴画像法（magnetic Resonance Imaging）… 76
カプセル内視鏡…… 144	**け**	混合（切開）……… 126	
カプノメータ………… 56	傾斜磁界……………… 76	コンデンサ…………… 82	始業点検…………… 100
カラードプラ………… 72	携帯型心電計………… 40	コンピュータ断層法… 74	刺激閾値……………… 94
患者プレート（対極板）… 124	携帯式………………… 94	**さ**	刺激電極……………… 82
冠状動脈…………… 120	携帯電話……………… 26	サーミスタ…………… 44	刺激伝導系…………… 88
間接法………………… 58	経皮的酸素分圧モニタ…… 52	最高血圧……………… 58	刺激頻度……………… 94
感電………10, 18, 86, 124	外科用超音波吸引機…… 138	在宅酸素療法……… 104	刺激部位……………… 90
ガンマ線……………… 80	血中酸素……………… 52	最低血圧……………… 58	自己診断機能……… 116
緩和時間……………… 76	血流速度……………… 72	サイフォニング…… 118	磁石…………………… 78
緩和時間像…………… 76	**こ**	雑音（ノイズ）	至適環境…………… 106
き	高圧ガス容器（ボンベ）… 110	………18, 30, 124, 134	自動解析……………… 84
気腹装置…………… 146	高周波電流………… 124	雑音が入る…………… 38	自動体外式除細動器…… 84
急速フラッシュ……… 64	交流電源……………… 28	酸素加………………… 54	自発心電図…………… 94
吸着型……………… 104	呼気ガス……………… 56	酸素消費量………… 120	自発波検知部位……… 90
凝固………………… 126	呼吸………………… 50	酸素濃縮器………… 104	収縮期末圧………… 122
共鳴…………………… 76	呼吸回路………100, 112	酸素飽和度（SpO$_2$）…… 54	修理…………………… 24

151

ジュール熱……………… 124
手術ロボット…………… 148
循環動態………………… 48
使用中のトラブル……… 102
消費電力………………… 20
除細動器………………… 82
シリンジポンプ………… 114
シングル・フォトン・エミッ
　ション・CT（SPECT）… 80
人工呼吸器……………… 98
心室細動………… 10, 16, 82
心臓カテーテル………… 142
心臓と同じ高さ………… 60
（心臓）ペースメーカ…… 88
身体の横断面…………… 66
心電図電極……………… 50
心拍出量………………… 48
心拍メータ（ハートレート
　メータ）………………… 34

す
水銀柱…………………… 60
水素原子………………… 76
スイッチ………………… 42
スキャン（走査）………… 68
スコープ………………… 144
ステント………………… 142
スプレー凝固…………… 126

せ
生体機能補助代行装置… 24
生体情報モニタ………… 100
静電気…………………… 18
生命維持管理装置……… 24
赤外光……………… 54, 56
赤外線…………………… 46
赤色光…………………… 54
セクタ（扇形）…………… 70
切開（混合）……………… 126
接触不良………………… 30
接触面積………………… 130
接続部から大気にガスが漏れ

る………………………… 122
センサ…………………… 44

そ
走査（スキャン）………… 68
操作・保守管理………… 24
ゾーン配置……………… 36

た
体外式…………………… 94
対極板（患者プレート）
　………………… 124, 128
大腿動脈………………… 122
大動脈内バルーンポンプ
　………………………… 120
大動脈弁が開く寸前…… 120
卓上式…………………… 62
炭酸ガスレーザ………… 136
単色光…………………… 136
断続的な高周波………… 126
炭素繊維………………… 32
ダンピング・デバイス… 64

ち
チャネル……………… 36, 42
中枢温…………………… 46
チューブが折れ曲がる… 122
超音波……………… 66, 138
超音波ドプラ血流計…… 72
超音波メス……………… 138
調整……………………… 24
直接法…………………… 58

つ
通電ボタン……………… 84

て
定期点検………………… 24
ディスポ電極…………… 32
停電……………………… 42
テーブルタップ………… 14
デオキシヘモグロビン… 54
滴下制御型……………… 114
滴下センサ……………… 116
できるだけ離す………… 134
手首式…………………… 62

テスラ……………………… 78		
鉄製品……………………… 78		
デマンド機構……………… 88		
テレメータ………………… 36		
電気………………………… 10		
電気手術器……………… 124		
電気抵抗……………… 44, 50		
電気メス…………… 124, 146		
電気メス対策済モニタ… 134		
電極………………………… 30		
電極導体部………………… 32		
電極パッド………………… 84		
電源プラグ………………… 42		
電子(自動)血圧計………… 62		
電子スキャン……………… 68		
電子セクタスキャン……… 70		
電子体温計………………… 44		
電波が届かない…………… 38		
電流密度………………… 128		
電力容量…………………… 20		

と
洞結節……………………… 88
盗難防止ゲート…………… 96
特別非常電源……………… 22
ドプラ現象(ドプラ効果)… 72
ドプラ断層装置…………… 72
トラブル処理……………… 24
トランスデューサ………… 64
取扱説明書………………… 20
トリガ信号……………… 122

な
内視鏡…………………… 144
内視鏡外科手術………… 146
内視鏡装置……………… 144

に
二酸化炭素吸収装置…… 112
二酸化炭素濃度…………… 56
乳化……………………… 138

ぬ
抜け止め式………………… 14

ね
熱希釈法…………………… 48
熱傷……………… 86, 124, 146
粘着部……………………… 32

の
ノイズ(雑音)……………… 30

は
ハートレートメータ(心拍メータ)………………… 34
配管端末器……………… 108
肺動脈カテーテル………… 48
バイポーラ凝固………… 126
爆発………………… 18, 124
波形が小さくなる………… 38
バッテリーインジケータ… 84
ハム………………………… 28
パルス……………………… 54
破裂……………………… 122
パワードスーツ………… 148
反射………………………… 68

ひ
非常電源…………………… 22
非常電源コンセント……… 20
非接地形(フローティング形)
　電気メス……………… 132
ヒューズ…………………… 20
病棟張り巡らしアンテナ… 38
ピンポイント凝固……… 126

ふ
フィルタ…………………… 60
フィンガポンプ………… 114
不整脈治療……………… 142
フリーフロー…………… 116
ブレーカ…………………… 20
フローティング形(非接地形)
　電気メス………… 130, 132
分圧………………………… 56
分時換気量………………… 92
分流……………………… 130
分流経路………………… 130
分流熱傷………………… 132

へ

- 平衡温度 …………………… 44
- 閉鎖型保育器 ……………… 106
- 閉塞アラーム ……………… 118
- ペースト …………………… 32
- ペースト乾燥 ……………… 38
- ペースト部 ………………… 32
- ペースメーカ ……………… 78
- ペースメーカ心電図 ……… 34
- ペースメーカパルス除去回路 …………………… 34
- ペット ……………………… 80
- ヘモグロビン ……………… 54

ほ

- 保育器 ……………………… 106
- ボーラス量 ………………… 118
- ポジトロン（陽電子） …… 80
- ポジトロン・エミッション・トモグラフィ ………… 80
- ホルター心電計 …………… 40
- ボンベ（高圧ガス容器）… 110

ま

- マイク ……………………… 62
- マイクロ波 ………………… 140
- マイコン …………………… 134
- 膜型 ………………………… 104
- マクロショック …………… 10
- 麻酔 ………………………… 112
- 麻酔器 ……………………… 112
- 末梢ガス栓塞 ……………… 122
- マンシェット（カフ） … 58, 60

み

- ミクロショック ………… 10, 16
- 脈動 ………………………… 54

む

- 無効刺激 …………………… 86
- 無停電非常電源 …………… 22

め

- メス先（アクティブ電極） …………………… 124

も

- モニタ破壊 ………………… 86
- 漏れ電流 …………………… 12

や

- ヤグレーザ ………………… 136

ゆ

- 誘導放出による光の増幅 …………………… 136
- 輸液ポンプ ………………… 114
- 指先容積脈波計 …………… 54

よ

- 陽圧換気法 ………………… 98
- 用手換気 …………………… 102
- 用手式蘇生器 ……………… 100
- 容積制御型 ………………… 114

陽電子（ポジトロン） …… 80
予測式 ……………………… 44

ら

- ラジオアイソトープ ……… 80

り

- リード線の断線 …………… 38
- 量規定 ……………………… 98
- 臨床工学技士 ……………… 24

れ

- 冷凍壊死 …………………… 140
- レーザ ……………………… 136
- レーザ手術装置 …………… 136
- レーザメス ………………… 136
- レート応答型 ……………… 92
- 連続的な高周波 …………… 126

ろ

- 漏電 ………………………… 12
- ロボットスーツ …………… 148

＊ 本文中の色が付いた太字の用語が，索引に掲載されています．

■ 著者紹介 ■

小野 哲章（おの のりあき）
滋慶医療科学大学院大学

　1944年，横浜に生まれる．

　1967年に上智大学理工学部電気電子工学科を卒業し，大学院に進んで循環器系に関するME的研究を経て，1972年に工学博士の学位を受ける．大学院修了と同時に三井記念病院に入所し，わが国で初めての本格的な病院ME部門としての「MEサービス部」を設立，医療機器の運用・管理のモデル組織をつくる．同時に「ME技師の国家資格」をつくることを半生の目標とし，1987年5月の「臨床工学技士法」の誕生に全勢力を傾ける．

　1994年，23年間における病院現場を離れ，教育界に転身し，日本工学院専門学校臨床工学科科長，神奈川県立衛生短期大学教授，神奈川県立保健福祉大学教授を経て，2010年に定年退官後，滋慶医療科学大学院大学で医療機器の安全管理の専門職育成に携わってきた．2017年に定年退官し，現在，客員教授に就いている．

　MEにかかわる医療従事者教育の傍ら，医療機器審査，医療機器関係JIS，臨床工学技士国家試験，ME関係認定試験などにも携わっている．

廣瀬 稔（ひろせ みのる）
滋慶医療科学大学院大学医療管理学研究科医療安全管理学専攻

　1954年，広島県に生まれる．

　1975年に北里大学病院に入職し，人工心肺装置の操作や循環器系のモニタリングなどに従事する．1981年，同病院に医療機器センター（現ME部）が設置されたことに伴い，医療機器の安全管理にもかかわりをもつ．この間に医療機器の操作や保守点検業務などを行いながら，医療現場で問題になっている医療機器や病院設備（電気設備や医療ガス設備）などの安全使用，医療電磁環境などの安全確保に関する研究を行い，学会活動などを通して医療機関での医療機器の安全管理体制の構築のために微力ではあるが貢献できたものと考えている．

　1996年から北里大学医療衛生学部臨床工学専攻講師，2005年に准教授（同大学大学院医療系研究科も兼任），2011年に教授として，医療機器の安全管理学や生体機能代行技術学を中心に，臨床工学技士や看護師を目指す学生の教育や，医療機器関連企業の方々への医療機器教育に携わった．2002年に論文博士（医学）の学位を受ける．2020年4月から現職の滋慶医療科学大学院大学で修士課程の教育および研究支援にあたっている．

イラストで見る 医療機器早わかりガイド
心電図モニタ・ペースメーカ・人工呼吸器・輸液ポンプなど

2010年10月20日　第1版第1刷発行
2021年　1月15日　第1版第4刷発行

著　者	小野哲章，廣瀬　稔
発行人	小袋朋子
編集人	小林香織
発行所	株式会社 学研メディカル秀潤社 〒141-8414 東京都品川区西五反田2-11-8
発売元	株式会社 学研プラス 〒141-8415 東京都品川区西五反田2-11-8
印刷・製本	株式会社 廣済堂

この本に関する各種お問い合わせ
【電話の場合】●編集内容については Tel. 03-6431-1211（編集部）
　　　　　　　●在庫については Tel 03-6431-1234（営業部）
　　　　　　　●不良品（落丁，乱丁）については Tel 0570-000577
　　　　　　　　学研業務センター
　　　　　　　　〒354-0045　埼玉県入間郡三芳町上富279-1
　　　　　　　●上記以外のお問い合わせは 学研グループ総合案内 0570-056-710
　　　　　　　　（ナビダイヤル）
【文書の場合】〒141-8418　東京都品川区西五反田2-11-8
　　　　　　　学研お客様センター『イラストで見る 医療機器早わかりガイド』係

©N. Ono，M. Hirose 2010 Printed in Japan.
●ショメイ：　イラストデミル イリョウキキハヤワカリガイド　シンデンズモニタ・ペースメーカ・ジンコウコキュウキ・ユエキポンプナド

本書の無断転載，複製，頒布，公衆送信，翻訳，翻案等を禁じます．
本書に掲載する著作物の複製権・翻訳権・上映権・譲渡権・公衆送信権（送信可能化権を含む）は株式会社 学研メディカル秀潤社が管理します．
本書を代行業者等の第三者に依頼してスキャンやデジタル化することは，たとえ個人や家庭内の利用であっても，著作権法上，認められておりません．

JCOPY〈出版者著作権管理機構委託出版物〉
本書の無断複写は著作権法上での例外を除き禁じられています．複写される場合は，そのつど事前に，
出版者著作権管理機構（電話 03-5244-5088，FAX 03-5244-5089，e-mail :info@jcopy.or.jp）の許諾を得てください．

アートディレクション	花本浩一，永山浩司
カバーイラスト	岡部哲郎
本文イラスト	小佐野 咲
DTP	有限会社 ブルーインク
編集協力	石川美香子，北谷みゆき

本書に記載されている内容は，出版時の最新情報に基づくとともに，臨床例をもとに正確かつ普遍化すべく，著者，編者，監修者，編集委員ならびに出版社それぞれが最善の努力をしております．しかし，本書の記載内容によりトラブルや損害，不測の事故等が生じた場合，著者，編者，監修者，編集委員ならびに出版社は，その責を負いかねます．
　また，本書に記載されている医薬品や機器等の使用にあたっては，常に最新の各々の添付文書や取り扱い説明書を参照のうえ，適応や使用方法等をご確認ください．

株式会社 学研メディカル秀潤社